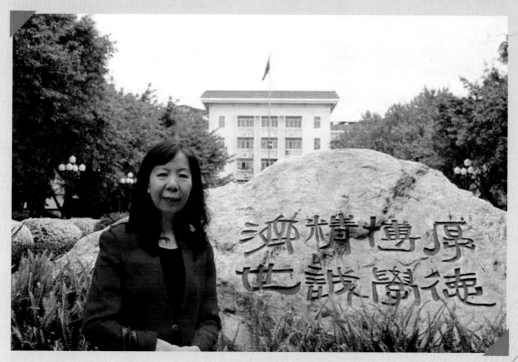

罗颂平教授

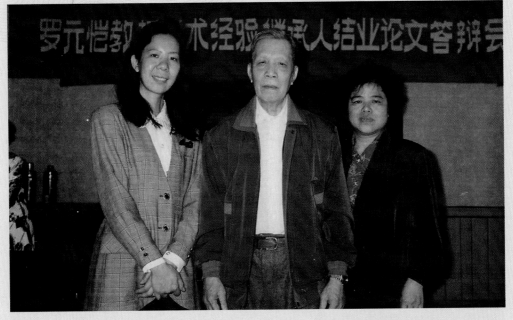

罗颂平（左）与硕士导师罗元恺教授（中）、师姐张玉珍教授（右）

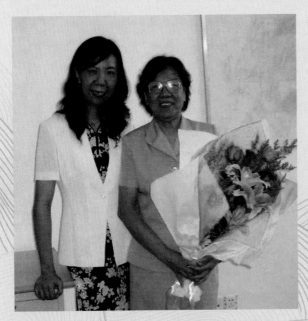

罗颂平（左）与博士导师欧阳惠卿教授

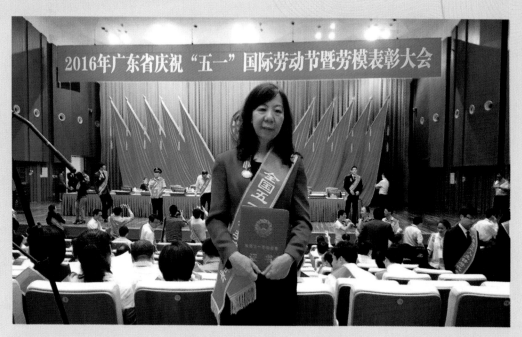

罗颂平教授荣获全国五一劳动奖章

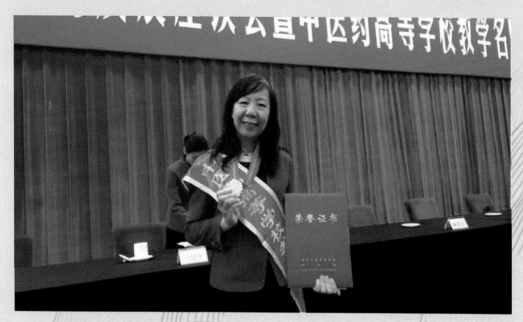

罗颂平教授获"中医药高等学校教学名师"称号

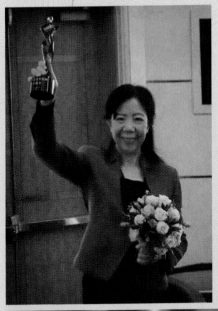

罗颂平教授获 2019 年
"中国最美女医师"称号

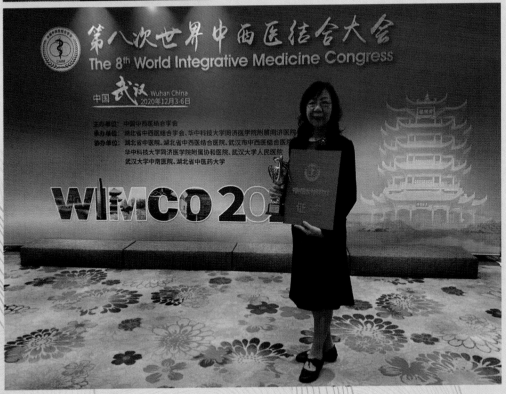

罗颂平教授获 2020 年中国中西医结合学会科学技术奖一等奖

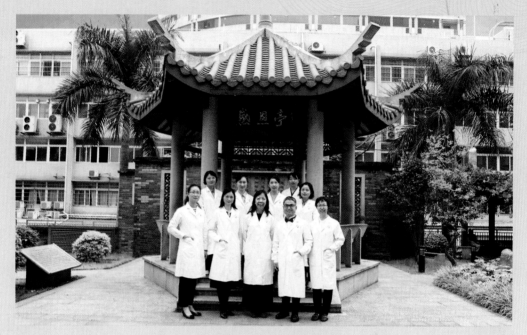

罗颂平广东省名中医工作室成员合影 1

第一排左起：宁艳、朱玲、罗颂平、曾诚、刘昱磊

第二排左起：阮丽群、曹蕾、冯倩怡、李婧、雷洁莹

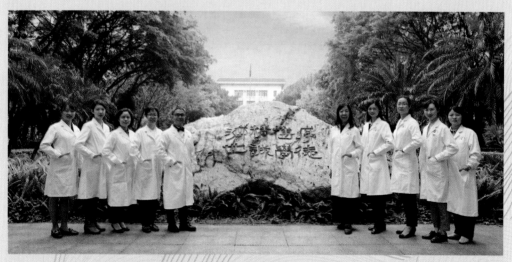

罗颂平广东省名中医工作室成员合影 2

左起：李婧、冯倩怡、雷洁莹、刘昱磊、曾诚、罗颂平、朱玲、宁艳、曹蕾、阮丽群

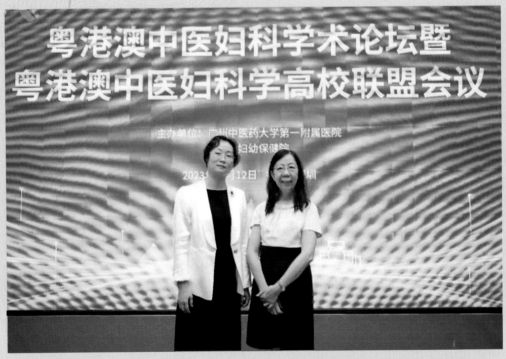

罗颂平教授（右）与分工作站深圳妇幼保健院负责人宁艳教授合影

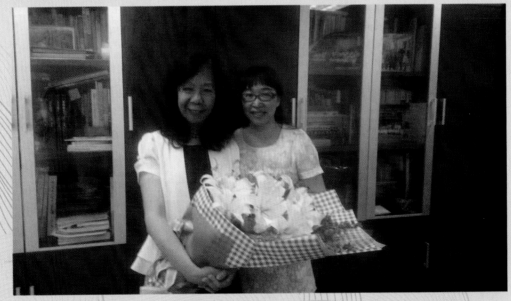

罗颂平教授（左）与分工作站番禺何贤纪念医院负责人郑泳霞教授合影

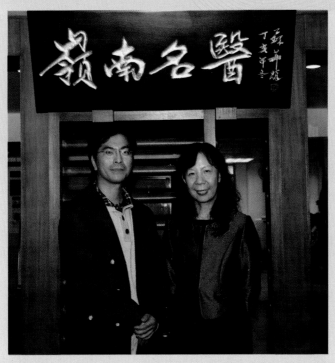

罗颂平教授（右）与分工作站台山市中医院负责人陈启亮教授合影

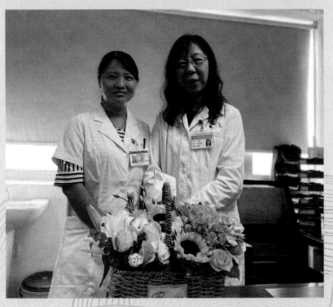

罗颂平教授（右）与分工作站南方医科大学第五附属医院负责人阮丽君博士合影

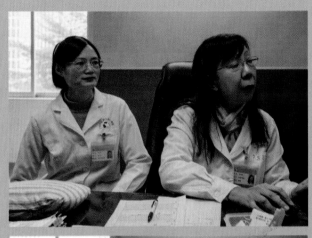

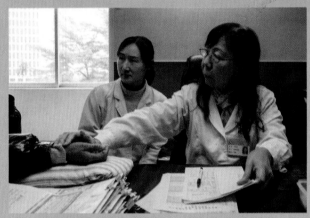

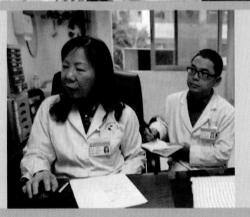

工作室成员门诊跟师

序

　　传承精华，守正创新，是习近平总书记对中医药工作的重要指示。中医药的继承、发展和创新工作是中医药界当前的首要任务。名老中医在长期的临床实践中，积累了丰富的经验，对于许多疑难疾病有独特的疗效，这些临床经验是非常宝贵的资源，他们的学术思想是重要的非物质文化遗产。名老中医学术经验传承是推动中医药事业发展的重要举措，也是中医人才培养的重要途径。

　　罗颂平教授于 2019 年成为广东省名中医，于 2022 年成为全国名中医。她也是第六、第七批全国老中医药专家学术经验继承工作指导老师，国家中医药领军人才"岐黄学者"，全国中医药高等学校教学名师，全国五一劳动奖章获得者，是岭南罗氏妇科流派的代表性传承人，也是广东省非物质文化遗产项目"岭南罗氏妇科诊法"的代表性传承人。她的父亲罗元恺教授是新中国第一位中医教授，也是著名的中医教育家，她作为罗老的学术传承人，集家传、师承、研究生教育与出国研修的综合优势，成为学贯中西的新一代名中医，培养了一批博士、硕士及学术继承人，为中医药事业的发展培养了人才。

　　罗颂平教授潜心研究中医生殖理论，钻研中医药诊治妇科疑难疾病的特色，积累了丰富的临床经验，形成了独特的认识，获得了多项成果奖和专利。罗颂平教授勤于笔耕，主编了《中医妇科学》教材和《罗元恺妇科经验集》等专著。本书是她的弟子系统梳理研究了她在临床、教学中的理论、观点和经验，以临证思辨方法和用药特点为重点，展示罗颂平教授对中医教育及中医药理论指导妇产科临床的独到见解和系统解析。这是一本非常好的书籍，乐之为序。

广州中医药大学校长

首届岐黄学者、岐黄工程首席科学家

中国中西结合学会副会长

欧亚科学院院士

王伟

2024 年 1 月于广州

前言

罗颂平家族三代业医，其父罗元恺是新中国第一位中医教授，是著名的中医教育家、临床家，一代中医大师。罗颂平的医术既有家传，又有师承，还有研究生教育和出国研修的学习经历，是新一代学贯中西的名中医。她也是教育部重点学科中医妇科学的学科带头人，国家级精品课程、国家级精品资源共享课《中医妇科学》课程负责人，国家级教学团队中医妇科学负责人，国家中医药管理局"岭南罗氏妇科流派传承工作室"负责人，广东省非物质文化遗产项目"岭南罗氏妇科诊法"代表性传承人，中华中医药学会妇科分会第五届委员会主任委员，岐黄学者，第六、第七批全国老中医药专家学术经验继承工作指导老师，广东省名中医。主持多项国家自然科学基金项目及省部级重大课题，获多项省部级教学成果奖及科技成果奖。主编多部教材及专著，培养的研究生遍布海内外，继续传承传播中医药文化。

罗颂平广东省名中医工作室于2019年年初开始建设，以名中医工作室为依托，罗颂平的弟子共同编写了本书。全书共分为四章，第一章主要介绍罗颂平教授的学习、工作经历及主要成就。第二章主要介绍罗颂平教授在中医教育方面的理论和实践。她提出"阶梯教育、分层施教"的教学理念，对本科教学重视中医兴趣的培养，推行以学生为主体、教师为主导的"双主模式"教学；对研究生教学重视中医经典、临床技能、中医文化、中医内涵的培养，提倡读经典，学原著，做临床，积极创新；对中医师承教育倡导跟师临证、用心揣摩、及时总结并用于临床；对青年教师重视教学能力、教学技巧的培养，提倡通过教学组内的团队合作、集体备课、教学观摩、师生座谈等形式不断提高青年教师的教学水平；注重教研室的建设，通过教师培养、教学团队建设、学科建设、专科建设等不断提升教研室的实力。第三章主要介绍罗颂平教授的学术思想。她在传承罗元恺学术思想的基础上，不断发展，提出女性的生理节律与天地日月相应，元阴、元阳是生命之根源，肾、脾是生殖之本的理论。第四章主要通过罗颂平教授的医案介绍她在诊治妇科疑难疾病方面的经验，包括月经病、带下病、妊娠病、产后病及妇科杂病。

本书在编写过程中得到广州中医药大学第一附属医院领导的大力支持，中国中医药出版社也给予了支持和帮助，在此致以诚挚的谢意！由于编者水平有限，本书可能会有一些不足之处，希望各位读者提出宝贵意见，以便不断修订提高。

编者

2023 年 11 月于广州

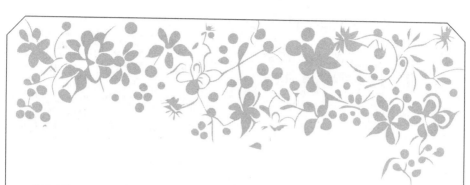

目录

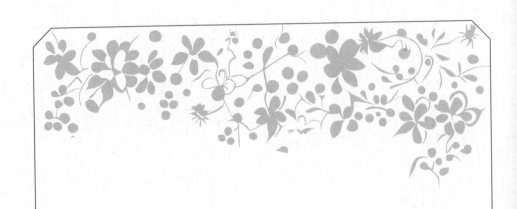

第一章　医家小传

罗颂平，1957年出生于广州。医学博士，博士研究生导师。第六、第七批全国老中医药专家学术经验继承工作指导老师、国家中医药领军人才岐黄学者、广东省名中医、广东省非物质文化遗产项目"岭南罗氏妇科诊法"代表性传承人。

罗颂平出生于书香门弟、中医世家，三代业医，其父罗元恺是中医教育家、临床家、一代中医大师，其母是小学校长。在书香环境的熏陶下，她从小养成了良好的阅读习惯。在成长的过程中，时常为父亲抄写书稿，耳濡目染父亲的大医精诚、仁心仁术，从医的种子悄然萌芽于心，于是她矢志学医，悬壶济世。作为新中国第一位中医教授罗元恺的独生女，罗颂平师从父亲攻读硕士学位，并成为首批全国老中医药专家学术经验继承工作指导老师罗元恺教授的学术继承人，再师从全国名中医欧阳惠卿教授完成博士学位，并两次赴美研修生殖免疫学与生殖药理学，集家传、师承、研究生教育与出国研修的综合优势，成为学贯中西的新一代名中医，传承岭南罗氏妇科流派学术思想和理论，在实践中又有所发展和创新。

罗颂平从1999年起担任广州中医药大学第一临床医学院妇科教研室主任、广州中医药大学第一附属医院妇科主任，2014年任妇儿中心主任（含妇科、产科、生殖医学科、儿科和新生儿科）。2002年起作为教育部重点学科中医妇科学学科带头人，国家级精品课程、国家级精品资源共享课《中医妇科学》课程负责人，国家级教学团队中医妇科学带头人，国家中医药管理局"岭南罗氏妇科流派传承工作室"负责人，中华中医药学会第六届理事会理事兼妇科分会第五届委员会主任委员、第六届委员会名誉主任委员、中国中医药研究促进会妇科流派分会常务副会长，世界中医药学会联合会围产分会副会长、优生优育分会副会长，中国中西医结合学会生殖医学分会第一届委员会副主任委员，中国免疫学会生殖免疫学分会第三届委员会副主任委员，中国妇幼健康研究会中医药发展专业委员会副主任委员，中国医师协会整合医学分会整合生殖医学专业委员会副主任委员，广东省中医药学会第七、八、九届理事会常务理事兼第三、第四届妇科专业委员会主任委员，国务院学位委员会第五、六届学科评议组成员，全国中医学、中药学专业学位研究生教育指导委员会委员，广东省政协第八、第九、第十、第十一届委员会常务委员。

罗颂平从医从教 40 余年，集家传、师承、研究生教育和出国留学之优势于一身，既有深厚的中医学术造诣，又学贯中西。主要从事中医药调经、助孕、安胎等方面的研究。罗颂平是广东省教育厅"中医女性生殖调节与安全性研究重点实验室"负责人，2009 年成为广东省首位中医学界的珠江学者特聘教授，2014 年成为杭州市钱江特聘专家的首位中医学者。近 15 年来，她主持国家自然科学基金面上项目 5 项，省部级项目 7 项，科研经费达 900 余万元。作为第一完成人的研究成果"罗氏妇科补肾法助孕安胎的应用与推广"分别获 2020 年中国中西医结合学会科学技术奖一等奖、广东省科学技术进步奖一等奖，"肾脾虚弱型自然流产的系列研究"获 2002 年广东省科学技术奖二等奖，"免疫性自然流产与免疫性不孕的中医治疗"获 1997 年广东省科技进步奖二等奖，"月经周期的调节及其与月相的关系"获 1987 年国家中医药管理局科技成果奖乙等奖。获国家发明专利 3 项，广东省、广州市非物质文化遗产项目 1 项。

罗颂平主编了"十二五""十三五"国家级规划教材《中医妇科学》及首部住院医师规范化培训教材《中医妇科学》，案例式《中医妇科学》教材和研究生规划教材《中医妇科临床研究》（第二版）。还主编了《中西医妇产科治疗学》《中医妇科名家医著医案导读》《生殖免疫与内分泌学》等特色教材。教学研究成果"《中医妇科学》双主教学模式的构建与实践"（第一完成人）2009 年获第六届广东省教育教学成果奖二等奖；"七年制中医专业中医妇科学课程改革的研究"（第二完成人）2001 年获广东省教育教学成果奖一等奖；主编的专著《全国中医妇科流派研究》获 2015 年中华中医药学会学术著作奖一等奖（第二完成人），还主编了《罗元恺女科述要》《中国百年百名中医临床家丛书·罗元恺》《罗元恺妇科经验集》《中华中医昆仑·罗元恺卷》等著作。

罗颂平 1994 年起享受国务院政府特殊津贴，1995 获"中国百名杰出青年中医金奖"，1996 年获第二届"全国中青年医学科技之星"称号，2007 年获中华中医药学会"全国百名杰出女中医师"及人力资源和社会保障部"有突出贡献的中青年专家"称号，2006 年获第二届"广东省高等学校教学名师"称号；2007 年获广东省政府"南粤优秀教师"称号；2009 年被评为"全国模范教师"和"全国教育系统巾帼建功标兵"，2013 年获"全国医德标兵"称号，2014 年获"广东省杰出女科技工作者"和"全国优秀科技工作者"称号，2015 年被评为"羊城好医生"，2016 年获"全国五一劳动奖章"和"全国中医药高等学校教学名师"称号，2017 年被评为"广东特支计划"教学名师，2018 年成为"国家中医药领军人才岐黄学者""第六批全国老中医药专家学术经验继承工作指导老师""广东省非物质文化遗产项目'岭南罗氏妇科诊法'代表性传承人"，2019 年获"中国最美女医师"称号。

罗颂平在《灵枢·本神》"生之来谓之精，两精相搏谓之神"及《灵枢·决气》"两神相搏，合而成形，常先身生，是谓精"等理论的基础上，提出"元阴元阳乃生命之根源"，生命的起源为两性神机相搏，父母之精形成新生命之精。"精"与"神"就是元阴和元阳，元阴、元阳藏于肾与命门，如同水与火，二者协调，则水火既济。元阴、元阳亦是人体的元精和元气，一旦耗损，则生殖能力下降，继而五脏六腑虚衰，生命之火式微。因此，顾护元阴、元阳乃养生保健之本。

她在罗元恺教授"肾-天癸-冲任-子宫轴"理论的指导下，提出"肾脾是生殖之水土""水土乃孕育之本"。肾主水，为先天之本；脾属土，为后天之本。肾脾为生殖之水土。生命之花盛开，需水土充足。先天与后天并重，则经调而子嗣。若青春期、育龄期女性远离故土，迁居他乡，天癸未充，加上饮食失调，则常有月经病，甚至闭经，此乃"水土不服"，影响脾肾所致。而女性生殖能力的衰退，亦从脾肾开始，五七之年，阳明脉衰，后天之本不济，化源不足，先天之本渐涸，则月经量减少，艰于孕育。调经、助孕、安胎，莫不以水土为根本。包括现代的排卵障碍、子宫内膜容受性不良、卵巢功能减退、复发性流产等，均以脾肾不足为常见证候，补肾健脾为主要治法。

多年来，罗颂平带领团队从"临床—基础—临床"深入研究补肾健脾复方防治流产的疗效与作用机制。一方面通过多中心临床研究验证其安胎有效性，又通过子代的随访验证其安全性。另一方面，首创"肾虚—黄体抑制"与"脾虚—黄体抑制"的病证结合模型，以及妊娠滋养细胞、子宫蜕膜细胞模型等探讨其药效学机制，并证实补肾中药复方具有上调子宫蜕膜孕激素受体（PR）表达，从而提升孕激素的效应；而补肾健脾复方还有改善妊娠期 Th1/Th2 比值，降调 Th1 细胞因子、上调 Th2 细胞因子的作用，并通过降低子宫螺旋动脉阻力、改善子宫内膜血供而提升子宫内膜的容受性等作用。一系列的研究逐步阐明了补肾与健脾复方防治流产的作用机制，研发了院内制剂助孕丸。

根据岭南地区冬短夏长的气候特征，罗颂平结合女性生理"以血为用"的特点，针对妇科常见病与疑难病，从调经、助孕、安胎、消癥着手，创制"岭南妇科四季膏方"，如调经养血膏、养血育麟膏、滋阴养血膏、解郁养血膏、安胎养血膏等。以性味甘平的南药配合行气化湿之品，补而不燥，滋而不腻，平衡阴阳，祛邪不伤正，扶正助祛邪。膏方服用方便，深得患者认同和喜爱。

罗颂平非常重视教学工作，不但自己身体力行，而且不遗余力带领团队致力于教学改革和教学研究工作，对不同层次的教学理念有不同的定位。对本科教学重视中医兴趣的培养，提倡以学生为主体、教师为主导的"双主模式"教学；对研究生教学重视中医经典、临床技能、中医文化、中医内涵的培养，提倡读经典、学原著、做临床，积极创新；对青年教师重视教学能力、教学技巧的培养，提倡通过教学组内的团队合作、集体备课、教学观摩、师生座谈等方式不断提高青年教师的教学水平；注重教研室的建设，通过教师培养、团队建设、学科建设、专科建设不断提升教研室的实力。对中医师承教育，倡导跟师临证、用心揣摩、及时总结、践行临床。重视言传身教，认为高尚医德和精湛医术是基础，目的是使学者耳濡目染，潜移默化，掌握精髓，更好地服务于社会。

罗颂平甘为人梯，为后学者搭建平台，她仁心仁术，为患者解除疾苦，她锐意进取，引领团队不断前行。

第二章　罗颂平中医教育思想

罗颂平幼承庭训，在中医学习的道路上孜孜不倦，硕士、博士分别师从中医泰斗罗元恺教授和全国名中医欧阳惠卿教授，是第一批全国老中医药专家学术经验继承工作指导老师罗元恺教授指导的弟子，并两度赴美研修。从教 40 余年，非常重视教育，诲人不倦，是全国模范教师和全国中医药高等学校教学名师，广东省高校教学名师，南粤优秀教师，第六、第七批全国老中医药专家学术继承工作指导老师。

罗颂平对本科教学重视学生中医兴趣的培养，提倡以学生为主体、教师为主导的"双主模式"教学；对研究生教学重视中医经典、临床技能、中医文化、中医内涵的培养，提倡读经典、学原著、做临床，积极创新；对青年教师的培养重视教学能力、教学技巧的培养，提倡通过教学组内的团队合作、集体备课、教学观摩、师生座谈等方式不断提高青年教师的教学水平；注重教研室的建设，通过教师培养、团队建设、学科建设、专科建设不断提升教研室的实力。

第一节　中医本科教育——提倡双主教学模式

中医学具有完整系统的理论体系，蕴含丰富的临床实践经验，不仅涉及医学，而且融合天文、数学、音律、人文等学科知识，中医经典医籍文字精练、内容丰富、寓意深刻，所以，教师的指导、启发与点拨在学生的学习中具有非常重要的作用，这是教师主导作用的体现；学习的效果由学生的兴趣、学习的主动性、学习的方法来反映，这是学生学习主体的体现，是不可替代的。通过教与学的活动，发挥主导者、主体者的作用，教学才能相长。"双主模式"的目的是培养教师集体创新教学意识，以"双主模式"的研究与实践，探究教学的规律性、科学性及可行性，整体提升教学实力和教学水平。培养学生群体的学习意识及学习能力，培养学生个体的学习责任感和学习方法，促进全体学生的学习成长和个人成才，培养有学习创新精神的中医大学生。教师有效利用微博、微信群等现代通信手段，将教学延伸到课外、课后，加强师生沟通交流，增进师生情谊。师生在虚拟空间交流思想，沟通真实情感，实现传道、授业、解惑同步进行，深得学生认可。

罗颂平第一次将"双主教学模式"引入中医妇科学教学全过程，在中医妇科学的教学过程中，教师根据教学目标、教学内容、学生层次，经集体讨论备课，确定教学内容的讲授范围、知识点的难易分布要求等，教学中整合运用各种教学方法，如案例式教学、讨论式教学、探究式教学、PBL 教学、团队教学等，提高教学质量，以此提升学生的学习能力；以教学改革带动学生学习方法、学习能力的改进、完善，这是学生最大收益之处；充分体现教师是学生"学习活动的指导者"的主导作用，邀请教育专家对任课教师进行指导；加强教师教学技能的训练，组织专家、老教师听青年教师的课，并进行现场分析、指导。罗颂平提倡将学生视为教学活动的合作者，充分调动学生发挥其主体作用，积极投入教学活动和学习活动。开课之初，任课教师向学生说明教学要求，提出教学方法、教学方式运用的意图，征求学生对本门课程教学的要求与建议，给学生表述意愿、发表意见、提出建议的平台，开展师生、专家交流座谈会，现场听取学生对任课教师的评价，对教学效果的评价，对自身学习效果的评价，真实记录学生意见和建议，并形成文字总结、报告，真正重视学生学习活动的作用及对教学的反馈作用。

教师的教学效果、学生的学习效果相互得到客观的评价，使教师教学有信心和动力，学生学习有自信和方向，基本达到教的效果与学的效果相一致的目的。所以，教学效果的优劣，既依靠教师的努力程度、教学能力等，亦深受学生的学习努力程度、学习方法的科学与否、学习能力等要素的影响。

在此教学思想的指导下，年轻教师在中医妇科学的教学中开展了探究式教学、案例式教学、团队式教学、PBL 教学等，均取得较好的效果，获广州中医药大学第一临床医学院教学课题资助，也得到了同行与学生的肯定。

"双主模式"教学以规范的教育科学实验方法运用在我校教学改革过程中，运用科学的调查问卷方法于教学咨询中，获得全体学生的一致认同和好评，并以教学调查分析报告和教学研究论文展示研究成果。2002 年至今，该教学模式已非常成熟稳定地运用于中医妇科学的教学活动中。"中医妇科学双主教学模式的构建与实践"获 2010 年第六届广东省教学成果奖（高等教育类）二等奖。

第二节　中医研究生教育——提倡读经典、学原著、做临床，积极创新

研究生教育是高等教育的最高层次，是培养各个学科领域高级专门人才的重要途径。罗颂平认为中医学专业学位研究生教育主要是培养中医临床人才，在培养过程中必须突出中医主体地位。研究生应具备良好的道德素养和专业素质，通过读经典，学习原著，跟师临证，在临床实践中学习中医临床思维方法，强化中医基本功。做到学术求真、医术求精、技术求新，在传承的基础上创新，提高学术水平。

罗颂平认为研究生应具备自主学习的能力，要如孔子所言"博学之，审问之，慎思之，明辨之，笃行之"进行治学，不断学习，不断探索，不断创新，不断求真，立志立德，尊师重道。她要求学生深读经典，勤做临床，不断强化中医基本功。

中医专业学位研究生将成为高层次中医临床人才，必须把握中医的特色与优势，掌握研究中医的路径与方法，具有扎实的中医基础理论、专业基本知识和专科基本技能的中医基本功。通过读书、跟师和临证训练中医基本功，读书先以读中医经典著作为起点，溯流寻源，须反复研读《黄帝内经》《难经》《伤寒论》等典籍，才能从中吸取中医理论之精华，领悟中医学之博大精

深，夯实中医之理论基础，对于内、外、妇、儿、骨等专科古籍也要有所涉猎。对于中医妇科学的研究生，罗颂平倡导开设了中医妇科名家医著医案导读课程，并主编了相关教材。介绍四大经典中的妇科条文及历代妇科专著之有代表性者，如《妇人大全良方》《妇人规》《傅青主女科》等，也介绍了当代妇科名家哈荔田、罗元恺、韩百灵、钱伯煊、何子淮、朱南孙等学术思想和临证经验。让学生了解学科发展的轨迹，从著名的学术流派、古今著名医家、名家著作、医案中学习和传承中医精粹，取得了很好的教学效果。临床专业研究生要做临床，跟师与临证是关键。跟师门诊、查房，体会导师的临证经验，学习中医临床思维方法，在导师的指导下，学会中医的真功夫。

罗颂平认为研究生要传承创新，提高学术水平，研究生培养质量主要体现在其学术水平上。中医研究生的培养目标是能够传承中医学术，成为有实践能力和创新精神的研究型中医师。她认为在硕士研究生阶段，应着重专业知识与技能培训，通过学习课程、阅读原著、跟师临证和临床轮训，掌握临床诊疗的基本方法和科学研究的基本思路，并在课题研究中提出新的见解。而在博士研究生阶段，则应着重提高研究与创新能力，具有扎实的基础和清晰的研究思路，并能在导师的指导下独立进行深入、创新的研究，取得创造性的成果。可通过导师启发引导、学生主动学习、学科的底蕴与条件三个方面提高研究生的学术水平。在院校教育模式下，教师指导学生不仅要从教材学习，更要从临床学习，从名医经验学习，将中医妇科名家经验的学术传承内容转化并应用在课程、教材、教学等各个环节，培养学生"不唯书、不唯上、只唯实"的质疑思维，实践出真知的理性思维，辨证施治的临床思维。通过对岭南妇科教育名家的研究，引领中医妇科团队潜心研究，用心教学，推进中医妇科学教育教学改革与实践，以精英团队做精品课程，以精品教材育新一代精英，使大学承载三重价值，即学人的精神家园，学业和职业的基础，成人和幸福的基石。她培养的博士研究生有不少在毕业不久即获得了国家自然科学基金青年项目的资助，展示了学生学习期间奠定的基础和能力。

第三节　中医师承教育——倡导跟师临证、用心揣摩、及时总结、践行临床

中医学的教育模式目前可分为院校教育和师承教育。长久以来，中医的教育模式是师承，基于学者对其师之忠诚、对其学说之敬仰，从而传承学术之真谛。从19世纪末到20世纪初，中医教育开启了院校教育的大门。20世纪50年代，政府主导的中医院校成为中医教育的主体。开始统编教材、统一课程，中医教育走向规范划一的模式。近30年来，一方面是中医教育的层次提升、规模扩大，但是，在中西医结合的裹挟下，亦出现日趋严重的中医"西化"现象，中医高等教育质量备受质疑；另一方面，在院校教育的体制下，中医师承淡化，"原味中医"失落，更使许多中医专家忧心忡忡。当规范化的中医院校教育走过了30多年，老一辈的中医名家已步入暮年，中医后继乏人、后继乏术的呼声日盛之时，国家中医药管理局在1991年开始启动全国老中医药专家学术经验继承工作，作为新时代的师承教育，既着眼于保存与发扬一代名中医的学术思想与临证经验，亦通过学经典、跟名医，得以个体化地培养中医后继人才。师承教育模式一直伴随着中医的发展，对中医学术发展、医术继承创新作出了巨大的贡献。师承教育模式重视以师带徒，老师通过言传身教向徒弟传授医学知识和临床诊断技能。在此过程中，老师许多独特的经验、专长及一些隐性的临床知识均能在实践过程中传授给徒弟，有利于医术的传承和发展。因此，师承教育是院校教育的补充。

罗颂平既是第一批全国老中医药专家学术经验继承工作继承人，也是第六、第七批全国老中医药专家学术经验继承工作指导老师，还是第一批广东省名中医师承项目指导老师。她对中医师承教育非常重视并大力推行，倡导跟师临证、用心揣摩、及时总结、践行临床。重视言传身教，认为高尚医德和精湛医术是基础，目的是使学者耳濡目染，潜移默化，掌握精髓，更好地服务于社会。

罗颂平临证带教时，对特殊病例都会详细讲解诊疗思路和用药特点，提醒弟子触类旁通。在院内定期开展学术讲座，课后耐心详细地解答弟子的问题，也与弟子展开热烈讨论，启发他们的思维。对她在院外开展的讲座也会把相关会议资料或录音、视频发给弟子，方便他们学习。她认为作为传承者，跟师临证是基础，除了临证用心揣摩外，认真学习师者的相关文章、学术讲座等内容也很重要，有助于学习者体会、总结师者的学术思想、学术理论和学术经验。跟师之余，及时总结，结合中医经典著作反复强化、深化理解中医理论知识，并运用于临床，不断提升临证水平。

第四节　中医临床教研室建设与中医临床教师能力提高

教研室是教学管理的基层单位。中医临床教研室的定位是立足临床、面向教学、服务社会。中医临床教研室所承担的工作既有临床工作，又有教学工作，还包括科学研究及教学研究在内的研究工作，教研室的教师既是医师，也是教师，是"双师"。教研室不但有组织与实施教学、课程建设、教学团队建设、教学档案管理、教学研究等职能，还融合了医疗实践、科学研究的职能，有学科、专科的职能，有学术提升、不断追求创新的职能。

罗颂平认为人才梯队的建设是中医临床教研室建设的核心，人才梯队的建设体现在对教师的培养方面，尤其是青年教师的培养。教师是教研室的主体，教研室是教师培养和成长的平台，应为教师成长搭建良好的平台，教研室的人才培养、成长平台建设好了，才能留住青年教师，才能为教师的发展保驾护航。

中医院校的临床学科教研室承担着繁重的医、教、研任务，中医要传承，西医不能弱；本科生、研究生都要带；临床要疗效和经济效益相结合；科研要申课题和出成果；教师要有高学位、高职称。对于中青年教师要有培养计划，以老带新，通过新教师对老教师教学、医疗的学习，老教师对新教师教案审阅、教学方法、教学技巧、临床技能等各方面的帮带，使青年教师全面成长，会医能教。也要根据每个教师医、教、研所长的不同，择其所长而有所侧重培养。既要注重临床能力的提高，参加定期的临床技能培训、专业知识提高班；也要注重进行教育学方面的培训，开办师资提高班、教学研讨会，到校外听课，研究名老中医的教育理念与思路，研究中医教育规律。作为岭南罗氏妇科的代表性传承人，罗颂平鼓励弟子走出去，去其他流派拜师学习，同时毫无保留地接受其他流派弟子的拜师学习，她认为流派间相互学习，求同存异，有利于促进流派的共同发展。

中医临床教师首先是临床医师，然后才是教师，必须要有扎实的医学基础，深厚的中医底蕴，良好的教学技能，才能成为中医临床教师。中医临床教师教学能力的提高有三个层次，体现在课堂教学与实践教学过程中。第一层次是对青年教师而言，经过规范化培训，临床能力得以系统训练；通过大学的新教师培训，亦具备基本的教学素质。其最初的工作形式是临床，通过临床夯实自己的医学基础，提高自己的医学技能，夯实自己的中医功底。而临床有实践教学的需求，所以往往先参与实践教学，包括临床带教、组织教学病例讨论、教学查房等。通过实践教学，积累了一定的教学经验，为进入课堂专职教学打下了基础。所以实践教学可作为课堂教学的预备阶段，实践教学先行，课堂教学作为提升，而后进入专职教学。实施专职教师教学，每年轮转。专职教师可以参与各班种课堂教学、课间见习、课程考核的全过程。通过教学组内的团队合作、集体备课、教学观摩、师生座谈等方式，对于不同专业、不同班种的学生有比较充分的了解，对于各版教材的优点与不足有比较清晰的认识，对于各种教学模式的特点与应用亦有切身体会。对于有教学经验的高职称教师，其教学能力应达到第二个层次，即参与教材建设与课程建设，包括教材编写、执业考试出题和考核、教学资源库的建设等，体现其专业发展能力。达到此层次的教师，可进入教师骨干人才培养阶段。第三层次则是对资深教授而言，他们具备全面的专业知识与指导教学的能力，作为教材的主编、副主编，体现其对本专业知识体系构建的驾驭能力。达到此层次的教师，应向教学名师的成长阶段发展。

在教师的培养中，注重教育科研意识与能力的培养，鼓励教师申报各级教育教学课题，提升教学团队教育研究能力与水平。罗颂平带领的中医妇科学教学团队多次获省级、校级相关教育研究课题基金。以教师研究性教学带动学生研究型学习，罗颂平作为国家级教学团队负责人及广东省教育厅重点实验室负责人，向学生开放重点实验室，指导本科生参与科学研究工作，开展研究型学习，取得了良好的效果。中医妇科教研室连续多年被评为广州中医药大学第一临床医学院优秀教研室和广州中医药大学优秀教研室。

罗颂平认为应以学科学术团队、教学团队为教学组织管理模式的教学管理，以重点学科建设为导向，建设优秀教学团队为抓手，搭建合理的教师人才梯队，建设学习型团队，进行学术提升，不断追求创新。

罗颂平致力于中医教育事业，针对不同的教学对象、不同的培养目标有不同的教学理念和教学方法，甘为人梯，扶持后人，扎根教学一线，不断改革，不断创新。

第三章　罗颂平学术思想研究

罗颂平熟读经典，博览群书，勤于临证，笔耕不辍，禀承其父罗元恺先生的学术思想和学术观点，在传承的基础上不断发扬和创新。她认为阴阳学说不但是中医学理论的核心，也是女性生殖理论的核心，女性的生理节律与天地日月相应，元阴、元阳乃生命之根源，肾、脾为生殖之本，主张肝、脾、肾三脏同调。

第一节　阴阳学说是女性生殖理论的核心

罗元恺早在20世纪50年代就提出阴阳学说是中医理论的核心。《素问·阴阳应象大论》曰："阴阳者，天地之道也，万物之纲纪，变化之父母，生杀之本始。"《类经附翼·求正录》言："命之所系，唯阴与阳，不识阴阳，焉知医理？"阴阳是中医本原与规律的反映，贯穿生理、病理、诊法、治法、用药等各个方面，亦渗透于各专科的辨证论治，是中医理论体系的核心。《景岳全书·阴阳篇》指出："医道虽繁，而可以一言蔽之者，曰阴阳而已。"阴阳是指导中医临证思维的总纲，是辨证论治中的两分法。《素问·生气通天论》云："凡阴阳之要，阳密乃固，两者不和，若春无秋，若冬无夏，因而和之，是为圣度。故阳强不能密，阴气乃绝，阴平阳秘，精神乃治，阴阳离决，精气乃绝。"诊病首先要分清阴阳，在此基础上进一步辨析病位所在之脏腑，拟定治则治法，调摄阴阳，最终目的是使阴平阳秘，精神乃治。《类经附翼·求正录》曰："盖阴不可以无阳，非气无以生形也；阳不可以无阴，非形无以载气也。故物之生也生于阳，物之成也成于阴，此谓元阳元阴，亦曰真精真气也……欲知所以死生者，须察乎阳，察阳者，察其衰与不衰；欲知所以存亡者，须察乎阴，察阴者，察其坏与不坏，此保生之要法也。"

在中医理论的指导下，禀承罗元恺学术思想，罗颂平提出"女性生殖理论以阴阳学说为核心，女性的生理节律与天地日月相应，元阴、元阳乃生命之根源"的学术观点。

（一）女性的生理节律与天地日月相应

《素问·上古天真论》曰："女子七岁，肾气盛，齿更发长；二七而天癸至，任脉通，太冲脉盛，月事以时下，故有子；三七肾气平均，故真牙生而长极；四七筋骨坚，发长极，身体盛壮；五七阳明脉衰，面始焦，发始堕；六七三阳脉衰于上，面皆焦，发始白；七七任脉虚，太冲脉衰少，天癸竭，地道不通，故形坏而无子也。"罗颂平认为女性的生命节律，以七为律，七为奇数，属阴。人之阴阳气血运行与消长具有昼夜节律、月节律和年节律。

女性的月经周期分为月经期、经后期（卵泡期）、氤氲期（排卵期）和经前期（黄体期）四个阶段。在不同的月经阶段，阴阳气血的运行与消长有如潮水之涨落，月相之盈亏，呈现出太阴月节律。月经期属火（离），重阳转阴，阳气推动阴血下泻，胞宫泻而不藏，血室正开，以泻为用，气血均以下行为顺，为下一个周期的"藏"做准备。经后期胞宫、胞脉相对空虚，阴血亦相对不足，此期血室已闭，胞宫藏而不泻，蓄养阴精，阳气潜藏，为少阴之期。氤氲期（排卵期）属水（坎），经后期的蓄养，使阴精逐渐充沛，冲任气血旺盛，重阴转阳，阴精化生阳气，出现氤氲"的候"，此为乐育之时，又称为"真机期"。经前期阳气渐长，逐渐达到"重阳"的状态。

阴精在阳气的鼓动、温化下，表现为卵泡不断生长成熟，子宫内膜渐渐增殖，阳气在阴精的充养、补充下，表现为促进卵子排出并维持黄体功能，子宫内膜转化为分泌期，为孕育做准备，如未妊娠，在阳气的鼓动下，月经来潮。

如此循环往复，周而复始，阴阳气血周期性地消长变化，胞宫进行有节律的定期藏泻，也是阳化气、阴成形的体现。按照月经周期阴阳气血消长节律来治疗月经病，就是中医周期疗法。

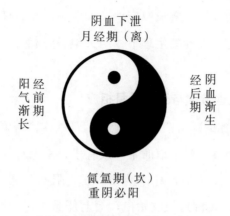

女性的月经周期阴阳消长示意图

（二）元阴、元阳乃生命之根源

《景岳全书》曰："元阳者，即无形之火，以生以化，神机是也，性命系之，故亦曰元气。元阴者，即无形之水，以长以立，天癸是也，强弱系之，故亦曰元精。"元阳，即神机、元气；元阴，即天癸、元精。"无形之水"和"无形之火"指其量微而力宏。男女之精结合，是神机之用结合的结果，是形成新生命的元精。元阴、元阳是人体的元精和元气，一旦耗损，则生殖能力下降，继而五脏六腑虚衰，生命之火势微。因此，顾护元阴、元阳乃养生保健之本。张介宾提出"阳非有余，阴常不足"，即基于元阴、元阳亟须保护，不可人为耗伤。此外，顾护元阴、元阳，应先从环境保护、生活起居、饮食习惯等方面加以注意，如同保护空气、土壤和水源一样保护人体的精与神，减少其耗损，维持其正常状态，这才是养生保健的真谛。

第二节　平衡阴阳是摄生治病的重要原则

罗颂平认为"阴平阳秘，精神乃治"是摄生治病的重要原则。她认为摄生须顺乎自然规律的变化而作息，使机体的阳气随自然界的阳气一样生发、长养、收敛、闭藏，使机体的阴精在阳气的鼓动温化下蓄积奉养，阴成形在阳化气的基础上充盛机体，阳化气在阴成形的基础上养护协调机体。正如《素问·四气调神大论》曰："春三月，此谓发陈，天地俱生，万物以荣，夜卧早起，广步于庭，被发缓形，以使志生，生而勿杀，予而勿夺，赏而勿罚，此春气之应，养生之道也……夏三月，此谓蕃秀，天地气交，万物华实，夜卧早起，无厌于日，使志无怒，使华英成秀，使气得泄，若所爱在外，此夏气之应，养长之道也……秋三月，此谓容平，天气以急，地气以明，早卧早起，与鸡俱兴，使志安宁，以缓秋刑，收敛神气，使秋气平，无外其志，使肺气清，此秋气之应，养收之道也……冬三月，此谓闭藏，水冰地坼，无扰乎阳，早卧晚起，必待日光，使志若伏若匿，若有私意，若已有得，去寒就温，无泄皮肤，使气亟夺，此冬气之应，养藏之道也。"

月经的周期性变化离不开人体阴阳二气的转化，阴极则阳生，阳极则阴生；阴消阳长，阳消阴长，由满而溢，藏泻有期，则经行有度。月经期的阳消太过、经后期的阴长不及，经间期的阴阳转化失调，经前期的阴阳生长不平衡，必然导致月经失常，故调经之法，须顺应月经周期性的阴阳消长。罗颂平对张景岳之阴阳理论十分推崇，非常认同其所言"善补阳者，必于阴中求阳，则阳得阴助，而生化无穷；善补阴者，必于阳中求阴，则阴得阳升，而泉源不竭"。

中医周期治疗，除了按照月经周期的阴阳气血消长月节律，亦可在一日之中适时用药、施针，在生活作息方面加以配合。如阳气不足者，早上应注意保暖，补气温阳的药物应在上午服用。阴血不足者，午后应注意阴精的保护和阳气的潜藏，晚上不宜熬夜，尤其在排卵期之前，应保证子时之前入睡，使阴阳顺利转化。节律的调节，不仅一月有四期，一日有阴阳，一年也有四季，春夏养阳，秋冬养阴，同气相求，则相得益彰。

第三节　肾脾为生殖之本，主张肝、脾、肾同调

肾为先天之本，受五脏六腑之精而藏之，《素问·六节藏象论》云："肾

者，主蛰，封藏之本，精之处也。"《素问·上古天真论》说："肾者主水，受五脏六腑之精而藏之。"肾乃生殖之本，"人始生，先成精"（《灵枢·经脉》），"生之来，谓之精"（《灵枢·本神》），"男女媾精，万物化生"（《易经》），"两神相搏，合而成形，常先身生，是谓精"（《灵枢·决气》）。肾为水火之脏，内寓元阴元阳，人仅此一先天，女性亦然，先天充则后天健，精足自能化血养肝以助肝用，精足自能济心以通心肾。"婴儿初生，先两肾。未有此身，先有两肾，故肾为脏腑之本，十二脉之根，呼吸之本，三焦之源，而人资之以为始者也。故曰先天之本在肾"（《医宗必读》）。

脾为后天之本，运化水谷，化生精微，充养先天，化生气血，血足自能柔肝以助疏肝和肝用，自能养心主血脉。"盖人之始生，本乎精血之原；人之既生，由乎水谷之养。非精血无以成形体之基，非水谷无以成形体之壮。精血之司在命门，水谷之司在脾胃。故命门得先天之气，脾胃得后天之气也。是以水谷之海，本赖先天为之主，而精血之海，又必赖后天为之资"（《景岳全书》）。

补益肾脾，即培育水土。肾水为真阴、元阴，命门火是水中之火，为元阳、元气。补肾须阴阳调和，阴中求阳，阳中求阴，以达到阴平阳秘。《景岳全书》曰："善补阳者，必于阴中求阳，则阳得阴助而生化无穷；善补阴者，必于阳中求阴，则阴得阳升而泉源不竭。"滋肾阴之左归丸、左归饮、六味地黄丸，补肾阳之肾气丸、右归饮、右归丸等，均体现了顾护真阴、真阳的原则。补脾土则以健运脾气、升提中气为主，并统摄以止血。如四君子汤、补中益气汤、归脾丸、泰山磐石散等，体现固摄、运化之功。在妇科方面，调经、助孕、安胎，莫不以水土为根本。经调而子嗣，故罗颂平调经种子重视补肾健脾，顾护先后天之本，"调经之法，但欲得其和平，在详察其脉证耳。若形气脉气俱有余，方可用清用利。然虚者极多，实者极少，调经之要，贵在补脾胃以资血之源，养肾气以安血之室。知斯二者，则尽善矣。若营气本虚，而不知培养，则未有不日枯而竭者，不可不察也"（《景岳全书》）。

罗颂平重视肾脾二脏在女性养生、妇科疾病的发病和治疗中的关键作用，也不忽视肝的重要作用。肝藏血，主疏泄，为多气多血之脏，体阴而用阳，肝用阳、主疏泄须赖肝藏血体阴的基础充足，肝藏血充足，肝疏泄才能正常，妇人以血为本，经、孕、产、乳均以血为用，女性因经、孕、产、乳特殊的生理特点，数伤于血，处于相对血虚状态，所以肝之疏泄往往有失偏颇，故肝郁气滞在女性较为多见，大多较轻，可以自我调控，不发病；少数较重，影响冲任功能，发为多种妇科疾病。故疏肝须复肝阴、养肝血，才能达到疏肝柔肝和肝用的目的。肝体阴在其藏血之功，常通过补肾健脾，使肾精充，精能化血，血能养肝，使脾运健，气血化源充足，血旺自能充肝实肝，使肝藏血之功能正常，疏泄的用阳之功才能更好发挥，故常在补肾健脾的基础上配伍疏肝柔肝和肝用之品。如肝气郁结者，在选用柴胡、郁金、川楝子、香附、青皮、橘叶、玫瑰花等疏肝解郁药物的同时，常配伍当归、白芍等养血柔肝，山萸肉、地黄、女贞子、桑椹、枸杞子、墨旱莲等滋肾养肝，党参、白术、山药等健脾益气扶肝。临证也常用定经汤、逍遥散加减。

补肾法、健脾法与养肝疏肝法往往同用。肝肾同源，肝主疏泄，肾司闭藏，一开一阖，一泄一藏，相互协调，以维持月经及妊娠的定期藏泻。肝藏血、脾化血，冲为血海，与肝经和脾胃关系密切；任主胞胎，与肾经直接相关，故临床上往往通过滋补肝肾、补脾疏肝以调养冲任。

"妇人以血为基本，则血气宣行，其神自清，月水如期，血凝成孕"（《妇人大全良方》）。罗颂平认为女性因其特殊的生理特点而表现为阴血常不足，血不足，则血不化精，肾失所养，血不养肝，肝失疏泄，血不养心，水火不济，故在治疗妇科疾病中时时注意滋养阴血，目的在于使阴生阳长，阴阳平衡。常配伍当归、熟地黄、白芍、阿胶等药物，并注意补益脾胃以助后天气血生化之源，在她创制的妇科膏方中充分考虑到女性以血为本，血常不足的特点，以党参、白术、茯苓、山药、白芍、丹参、鸡血藤等补气养血为基础，结合岭南湿重的地域特色，配伍苍术、炒扁豆、大腹皮、陈皮、藿香等健脾化湿，行气导滞。罗颂平所创膏方"养血育麟膏"中有菟丝子、枸杞子、巴戟天、阿胶、紫河车等补肾填精助孕之品，适用于月经不调、高龄不孕、卵巢功能低下、子宫内膜薄等疾病；"调经养血膏"中有桑寄生、续断、熟地黄、川芎、柴胡、香附等补肾疏肝调经之品，适用于月经不调、痛经等疾病。另外，还有滋阴养血膏、解郁养血膏、安胎养血膏、生化养血膏等不同功效的膏方。

第四节　安胎之要为"封藏之本，静以制动"

罗颂平潜心研究中医药安胎 40 余载，具有丰富的临床经验，秉承罗元恺之"安胎之要，着重一个'静'字，药性宜静不宜燥，身体宜静不宜动，情绪宜静不宜躁"的学术理论，提出"封藏之本，静以制动"的理念。肾以载胎，《医学衷中参西录》曰："男女生育，皆赖肾脏作强，肾旺自能荫胎也。"《女科经纶》言："女之肾脉系于胎，是母之真气，子之所赖也，若肾气亏损，便不能固摄胎元。"肾为卦藏之本，胎漏、胎动不安、滑胎等皆因肾失封藏，胎元不固，当静不静，反躁动不安。罗颂平治疗此类疾病注重补肾固冲任，常用寿胎丸合四君子汤加减，以菟丝子、续断、桑寄生、覆盆子、金樱子补肾固肾；配伍党参、白术、黄芪健脾益气，增强补肾助先天的作用，不用茯苓等渗利之品，不利于封藏固摄；阿胶滋补阴血，守而不走，不用当归、川芎等辛散之品；对于瘀血留滞、扰动胎元，善用三七粉、丹参化瘀止血。她还主张以静制动，在药食、情志、生活起居等方面进行调护，以达到最佳的安胎效果。《叶氏女科证治》指出："胎前静养乃第一妙法。不较是非，则气不动矣。不争得失，则神不劳矣。心无嫉妒，则血自充矣。情无淫荡，则精自足矣。安闲宁静，即是胎教。"其根本之处，就在于静养。正合肾主封藏，闭藏精气之意。

罗颂平认为元阴、元阳乃生命之根源，肾脾为生殖之本。助孕安胎要以脾肾为根本。治疗关口宜前移到孕前，预培其本，以提高疗效。

第四章　罗颂平妇科医案选

第一节　月经病

凡月经的周期、经期、经量异常，或伴随月经周期或绝经前后出现一系列症候群的病证称月经病。月经病是导致女性生殖障碍的主要原因，给女性的生活和工作带来不利影响，因此早发现、早诊治非常重要。临床常见的月经病有月经失调、经间期出血、崩漏、闭经、痛经、月经前后诸证及绝经前后诸证等。

月经的产生和调节受"肾-天癸-冲任-胞宫轴"的影响，是在全身脏腑、经络、气血的协调作用下，胞宫定期藏泄的结果。月经病的主要病因是外感六淫、内伤七情、饮食劳倦、房劳多产或先天禀赋不足，引起脏腑功能损伤，气血失调，主要病机是冲任损伤，以致胞宫藏泄失常，临床表现为月经周期、经期、经量异常，伴随经期或绝经反复出现某些症状。

一、治疗原则

罗颂平认为治疗月经病当以"肾-天癸-冲任-胞宫轴"为基础，谨守病机，结合辨证的寒热虚实和月经周期中阴阳转化、气血运行规律，达到治本调经的目的。经后期注重补肝肾、益气血，经间期注重温阳活血、促进阴阳转化，经前期注重平补脾肾、调和气血，月经期注重养血活血通经。选方用药平和，结合岭南地区气候特点，重固护阴分，善用南药。具体原则如下。

1. 调经重在调理肾脾气血

肾主生殖，藏先天之精，是天癸之源、冲任之本，对月经的产生和调节起主导作用。脾为后天气血生化之源，运化水湿、水谷。《景岳全书》云：

"调经之要，贵在补脾胃以资血之源，养肾气以安血之室，知斯二者，则尽善矣。"调理气血，亦不离调肝。调肝重在理气解郁，通调气机，养血柔肝。临床当注意辨别肾、脾、肝之寒热虚实情况，随症治之。常用调经方药包括左归饮、右归饮、归肾丸、定经汤、温经汤、四物汤、逍遥散、举元煎等，根据具体的疾病和证候特点，灵活化裁。崩漏者，病程较长，病机错综复杂，虽某一阶段表现为血热或血瘀之证，但阴虚、气虚、阳虚往往才是主导因素。对暴崩的止血以固气为先，兼顾血热或血瘀，因热随血去，气随血泄，故止血必先固气。血止之后，重在补肾以治本，调整月经周期，以调补脾肾、益气养血为主，灵活运用"塞流、澄源、复旧"三法，常以岭南罗氏妇科之二稔汤、滋阴固气汤以固崩止漏，血止后则以补肾调经汤补肾健脾，调理阴阳，促进月经周期恢复正常。

2. 攻补兼施有章法

月经后期、月经过少、闭经等月经病常见虚实夹杂之证，尤其是闭经，为月经病顽难之疾，当在详查病因的前提下攻补兼施。月经后期、月经过少者，可结合月经周期阴阳气血变化规律，在辨证论治的基础上，按照中医周期疗法进行治疗。大抵经净后偏重于补虚，若攻伐太过恐耗伤气血；月经期及经将行之时则偏于攻实，若补益太过恐壅滞气血，宜加强活血通经之法。闭经者，临床上以虚证或虚实夹杂证为多，纯实者少。故治法上宜先补后攻，待气血充盛后，再随症利导。补肾养血之剂，常选归肾丸合四物汤加减，或自拟调经养血膏、滋阴养血膏等膏方补肾养血活血，待患者带下量增加，有月经来复之象时，再加用通经活血之法。

痛经者多由于瘀阻不通，实证多、虚证少，也有虚实夹杂之证，经前1周及经期以活血化瘀、行气止痛为主要治法。瘀者因寒凝、气滞者多，止痛可选用田七痛经胶囊，寒凝血瘀证常选少腹逐瘀汤加减，气滞血瘀证多选膈下逐瘀汤加减，瘀热壅阻者可选血府逐瘀汤加减。经净后则针对具体病机或温阳散寒，或养肝疏肝，或滋阴凉血，或益气养血，适当予以补益之法。

经间期出血多见阴阳转化之时湿热或血瘀内扰，致阴阳转化不利，然其关键在于肾阴不足，以致虚火夹湿热或血瘀损伤冲任，故其治疗重在经后期滋养肾阴，在此基础上兼顾清热化湿或活血化瘀之法，基础方常选两地汤合二至丸。

3. 用药平和，固护阴血

岭南气候多温热潮湿，易碍脾伤阴，患者阴虚夹湿多见，若用药过于滋补则易碍脾助湿，若温燥太过则易暗耗阴血，故罗颂平处方用药往往选择药性平和之品，药味一般不超过 12 味。脾虚易便溏者常加麸炒白术、炒白扁豆加强健脾运湿之效，熟地黄易滋腻碍脾，常以黄精易之，或配以陈皮、砂仁等理气化湿之品。偏于阴虚或气阴不足者，则选用温润或清润之品，如以巴戟天温补肝肾，以五指毛桃补气祛湿，以沙参、玉竹、石斛滋阴益气等。

针对月经病的常见病机，罗颂平创制多款岭南妇科四季膏方，兼顾补虚与化湿，如滋阴养血膏、调经养血膏、导痰养血膏、清肝养血膏、解郁养血膏等，攻补兼施，使补虚不碍脾，祛邪不伤正，可根据不同月经周期阶段或不同病机选用。

（曹蕾　整理）

二、医案举隅

1. 月经后期

医案①

陈某，女，29 岁，未婚。因"月经周期延后 5 年余"于 2004 年 10 月 20 日初诊。

患者 15 岁初潮，月经周期 45 天至半年，近 5 年则为 2～6 个月。末次月经 2004 年 10 月 6 日，量少，色红，痛经。体形偏胖，时有胸胁胀闷。纳眠可，二便调。否认性生活史，舌淡红，苔白腻，脉滑。

辅助检查：B 超示卵巢多囊样改变。性激素检测：促黄体生成素、促卵泡生成素比值为 2。

西医诊断：多囊卵巢综合征。

中医诊断：月经后期。

辨证：痰湿瘀结证。

治法：祛痰化湿，活血调经。

处方：苍术 12g，香附 10g，当归 10g，川芎 10g，丹参 20g，赤芍 15g，法半夏 12g，陈皮 6g，茯苓 15g，胆南星 12g，牛膝 15g，鸡血藤 30g。7 剂。

二诊（2004 年 10 月 27 日）：患者无特殊不适，纳眠可，二便调。舌淡红，苔腻，脉滑。治法同前。

处方：茯苓 15g，胆南星 10g，蚕沙 15g，牛膝 15g，鸡血藤 30g，桃仁 12g，皂角刺 15g，佛手 10g，陈皮 6g，益母草 30g，丹参 20g，赤芍 15g。14 剂。

三诊（2004 年 11 月 17 日）：末次月经 2004 年 11 月 5 日，量少，纳眠可，二便调。舌淡红，苔腻，脉滑。基础体温波动大。治法同前。

处方：苍术 12g，香附 10g，郁金 10g，砂仁 6g，丹参 20g，石菖蒲 10g，法半夏 12g，陈皮 6g，茯苓 15g，胆南星 12g，牛膝 15g，鸡血藤 30g。14 剂。

按此方案治疗，患者月经规律来潮，末次月经 2004 年 12 月 4 日，量少，无特殊不适。因患者居住外地，服中药不便，要求改用中成药治疗。故平时予温胆片祛痰化湿，经前予血府逐瘀颗粒活血通经。2005 年查血清泌乳素偏高，加服逍遥丸。随访至 2007 年，其间患者坚持服用以上中成药，月经基本能按时而至。

> **按语**

该患者为育龄期女性，月经后期同时伴体形偏胖、卵巢多囊样改变，符合多囊卵巢综合征诊断。《女科切要》言："肥白妇人，经闭而不通者，必是湿痰与脂膜壅塞之故也。"肥人多痰湿，痰湿壅滞冲任胞宫，胞脉胞络不通，导致月经后期，痰湿阻滞气机，气血不畅，气滞血瘀，经水不行，致胸胁胀闷。舌淡胖大，舌苔厚腻，脉沉滑，均为痰湿内蕴之征。患者无性生活，治疗目的是调节月经周期，使经潮如期。治疗的同时，调整生活方式、减轻体重也是必不可少的。

法随证立，痰湿阻滞，血行不畅，治疗以祛痰化湿、活血调经为法。处方以苍附导痰丸合四物汤加减，用苍术、法半夏、胆南星、佛手、陈皮、茯苓、蚕沙等祛痰化湿，当归、川芎、丹参、鸡血藤、赤芍、桃仁、益母草、牛膝、皂角刺等养血活血调经，香附疏肝行气。经后以祛痰化湿、行气和中为主，经前以活血通经为主，谨守病机，效不更法更方。因该病病程长，需长期管理，故在中药汤剂的基础上，根据患者的具体情况灵活使用中成药，以温胆片祛痰化湿，血府逐瘀颗粒活血调经，结合月经周期气血阴阳消长的特点，经后以温胆片祛痰湿，畅冲任，促阴生，促卵泡发育，经前以血府逐瘀颗粒化瘀血，血不利则为水，化瘀血以助祛痰湿，畅冲任，促阳长。检查发现泌乳素升高，乃肝郁不舒，予逍遥丸疏肝解郁。经治疗，患者月经周期基本恢复正常。

（朱玲　整理）

医案②

陈某，女，26岁，已婚。因"月经周期延后10余年"于2013年5月8日初诊。

患者15岁月经初潮，周期45～70天，持续7～8天干净，量可，色暗红，有血块，痛经。2011年12月行盆腔B超检查提示双侧卵巢多囊样改变，性激素检查提示高雄激素血症和高泌乳素血症。曾服炔雌醇环丙孕酮片半年余，月经有改善，停药后月经情况依旧。孕产史：孕1自然流产1次（2013年3月15日因孕8周胎停行清宫术，胚胎染色体检查：47XY＋21）。末次月经2013年5月5日，色暗红，量多，有血块，痛经轻。现纳眠可，二便调，舌淡苔白，脉沉弦细。2012年8月27日性激素检查示促卵泡生成素6.5IU/L，促黄体生成素15.13IU/L，雌二醇6.0pmol/L，孕酮0.85μg/L，泌乳素19.25μg/L，睾酮2.61pg/mL。

西医诊断：多囊卵巢综合征。

中医诊断：月经后期病。

辨证：肝郁肾虚证。

治法：疏肝补肾，活血调经。

处方：柴胡 10g，当归 10g，白芍 15g，菟丝子 15g，熟地黄 15g，巴戟天 15g，白术 15g，茯苓 15g，丹参 15g，鸡血藤 30g，石菖蒲 10g，香附 10g。14 剂。

中成药：温胆片，每次 4 片，每日 3 次，口服。逍遥丸，每次 6g，每日 3 次，口服。

二诊（2013 年 6 月 10 日）：末次月经 2013 年 5 月 5 日（清宫术后月经复潮），经期 10 天，量多，色鲜红，有血块，无痛经。现耳鸣，眼眵较多，脱发，畏寒，腰痛，晨起眼睑肿，尿频，纳可，眠一般，梦多，舌淡暗，苔薄白，脉沉。2013 年 5 月 8 日性激素检查示促卵泡生成素 4.69IU/L，促黄体生成素 14.47IU/L，泌乳素 280.8mIU/L，雌二醇 78.71pmol/L，睾酮 1.02nmol/L。2013 年 5 月 22 日盆腔 B 超示子宫内膜 6mm，右卵巢 26mm×18mm×25mm，见多个液性暗区，最大直径 9mm；左卵巢 29mm×17mm×25mm，见多个液性暗区，最大直径 4mm；双侧卵巢多囊样改变。今天尿妊娠试验（－）。治法同前。

处方：柴胡 10g，当归 10g，白芍 15g，菟丝子 15g，巴戟天 15g，白术 15g，茯苓 15g，甘草 6g，香附 10g，木香 6g，丹参 15g，鸡血藤 30g。14 剂。

中成药：助孕丸（院内制剂），每次 6g，每日 3 次，口服。

三诊（2013 年 6 月 25 日）：末次月经 2013 年 6 月 10 日，经期 8 天，量多，色暗，有血块、痛经、腰酸。经行时畏寒，出冷汗，现耳鸣，乏力，纳可，多梦，入睡困难，二便调，舌淡苔黄，脉细。基础体温未升高。

辨证：肝郁血虚，肾虚血瘀。

治法：疏肝养血，补肾活血。

处方：熟地黄 15g，当归 10g，赤芍 15g，川芎 10g，丹参 15g，盐牛膝 15g，鸡血藤 30g，香附 10g，柴胡 10g，远志 10g，石菖蒲 10g。14 剂。

中成药：助孕丸，每次 6g，每日 3 次，口服。

四诊（2013 年 8 月 14 日）：末次月经 2013 年 7 月 11 日，经期 7 天净，量中，色红，有血块，痛经。上上次月经 2013 年 6 月 10 日。现咽痛，口干口苦，难入睡，胃纳可，二便调，舌淡红边有齿印，苔薄白，脉细。2013 年 7 月双方染色体未见异常；配偶轻度 α-地中海贫血，女方无异常；双方葡萄糖-6-磷酸脱氢酶未见异常；血清铁 3.56μg/dL，铁蛋白正常；胆汁酸（一），抗核抗体、甲状腺功能正常，纤溶酶正常；性激素五项未见异常。现月经第 35 天，体温于月经第 23 天始上升，上升缓慢，正避孕。

辨证：肾脾两虚。

治法：补益肾脾。

处方：党参 15g，桑寄生 20g，续断 15g，山药 15g，菟丝子 20g，黄芪 15g，白术 15g，防风 10g，石斛 10g，女贞子 15g，陈皮 5g。14 剂。

中成药：助孕丸，每次 6g，每日 3 次，口服。

五诊（2014 年 4 月 29 日）：孕 68 天，末次月经 2014 年 2 月 20 日，现无阴道流血，右腰痛不适，无腹痛，纳眠可，大便稍溏，舌淡嫩有齿印，苔白，脉滑。2014 年 4 月 28 日查孕酮＞40μg/L，血人绒毛膜促性腺激素 β 亚基 143610IU/L，雌二醇 4392.99pmol/L。盆腔 B 超示宫内妊娠 8 周，可见胎心。

辨证：肾脾两虚。

治法：补肾健脾，固摄冲任。

处方：党参 15g，桑寄生 20g，续断 15g，山药 15g，覆盆子 15g，菟丝子 20g，白术 15g，白扁豆 15g，藿香 10g，陈皮 5g。14 剂。

中成药：助孕丸，每次 6g，每日 3 次，口服。

随诊：患者于 2014 年 11 月 22 日顺产一健康女婴。

（按语）

多囊卵巢综合征属中医学"月经后期""闭经""崩漏""癥瘕""不孕症"

范畴。罗颂平认为，该病主要是"肾-天癸-冲任-胞宫轴"之功能失调，与肾、肝、脾三脏功能失常密切相关，而肾虚又是主要因素。肾虚天癸迟至，脾虚内生痰湿，阻塞冲任，肝失疏泄，气机不畅，血行瘀滞。虚、痰、瘀、热互结，虚实错杂，冲任不能互资，胞宫藏泄失职而致月经后期，甚至闭经。又因肾虚胎元不固，系胞无力而致流产。先天不足，禀赋素弱，肾气不充，冲任不盛，血海不盈，加上肝失疏泄，脾失健运，气血不和而致难以受孕。故治疗以疏肝补肾健脾为大法，配以活血化瘀、化痰散结之药，使经水应时而下，胎孕乃成。

患者月经周期延后，经期较长，前三诊治疗以疏肝补肾、健脾祛湿调经为主，以柴胡、香附、当归、白芍等疏肝养血调肝，菟丝子、熟地黄、巴戟天等补肾调阴阳，白术、茯苓等健脾祛湿，丹参、鸡血藤等养血活血，治疗后患者月经周期、经期基本规律。考虑到患者有生育要求，月经规律后积极予以助孕，肾脾为生殖之本，后以补肾健脾为主，桑寄生、续断、菟丝子、女贞子等补肾调冲，黄芪、党参、山药、白术、陈皮等补气健脾，化湿和中，培本助孕，成功妊娠后仍以补肾健脾，固摄冲任为原则安胎治疗，患者平稳度过孕期，顺利分娩。

（郑泳霞　整理）

医案 ③

李某，女，32 岁，已婚。因"月经周期延后 10 余年，反复胚胎殒堕 3 次"于 2018 年 9 月 4 日初诊。

患者月经不规则多年，周期 45～60 天，经期 8～9 天，经量中，色暗红，夹血块，痛经，经行腰酸、便溏，经前乳胀、易怒，末次月经 2018 年 8 月 11 日，经期 8 天，上上次月经 2018 年 6 月 30 日，经期 8 天，量质均如前。2015 年至 2018 年自然流产 3 次，均发生于孕 1 个多月，目前暂时避孕。现症见口干，易生痤疮，纳眠可，二便调。舌尖红，苔白，脉沉细。

辅助检查：2015 年 11 月 17 日查性激素示促卵泡生成素 3.18IU/L，促黄体生成素 3.98IU/L，雌二醇 85.8pmol/L，泌乳素 170.71mIU/L，睾酮

1.98nmoL/L，孕酮 1.68nmol/mL。2018 年 4 月 25 日查甲状腺功能示促甲状腺素 2.644mU/L，血清游离三碘甲状腺原氨酸 4.03pmol/L，血清游离甲状腺素 14.41pmol/L，总三碘甲状腺原氨酸 1.89nmol/L，总甲状腺素 9.82nmol/L，TPOAb（抗甲状腺过氧化物酶抗体）44IU/mL，TGAb（抗甲状腺过氧化物酶抗体）34IU/mL。2016 年 12 月 19 日免疫功能：封闭抗体（＋）。2017 年 7 月 20 日查子宫双附件彩超见明显异常。

西医诊断：月经失调，习惯性流产。

中医诊断：月经后期，滑胎。

辨证：肾虚肝郁。

治法：补肾疏肝调经。

处方：菟丝子 20g，桑寄生 20g，续断 15g，女贞子 20g，山药 15g，墨旱莲 15g，白芍 15g，地骨皮 15g，丹参 15g，牡丹皮 10g，郁金 10g，石菖蒲 10g。14 剂。

中成药：逍遥丸，每次 8 粒，每日 6 次，口服。

膏方：导痰养血方。

二诊（2018 年 10 月 9 日）：末次月经 2018 年 8 月 11 日，患者服药后1周曾见少许褐色阴道分泌物，持续 2 天，现觉口干，面部生痤疮，二便调。舌淡红，苔白，脉沉细。

辅助检查：基础体温单相。2018 年 9 月 14 日糖耐量试验：5.1mmol/L（0 小时），12.1mmol/L（1 小时），10.2mmol/L（2 小时）。胰岛素释放试验：9.68mU/L（0 小时），270.02mU/L（1 小时），212.97mU/L（2 小时）。治法同上。

处方：菟丝子 15g，巴戟天 15g，女贞子 15g，柴胡 10g，当归 10g，白芍 15g，白术 15g，茯苓 15g，石斛 10g，地骨皮 10g，郁金 10g，丹参 15g。14 剂。

中成药：坤泰胶囊，每日 3 次，每次 4 粒，口服。

膏方：清肝养血方。

配合针灸。

三诊（2018年11月12日）：末次月经2018年10月17日，经期9天，经量适中，色鲜红，夹血块，痛经，乳胀，腰酸。纳眠可，二便调。舌淡红，苔白，脉沉细。

辅助检查：2018年10月31日复查糖耐量试验示4.9mmol/L（0小时），9.1mmol/L（1小时），8.5mmol/L（2小时）。胰岛素释放试验：4.79mU/L（0小时），60.84mU/L（1小时），74.46mU/L（2小时）。治法同上。

处方：菟丝子20g，桑寄生20g，续断15g，党参15g，山药15g，覆盆子15g，女贞子15g，石斛10g，枸杞子15g，合欢花10g，墨旱莲15g，白芍15g。14剂。

中成药：助孕丸，每日3次，每次6g，口服。

膏方：滋阴养血方。

配合针灸。

四诊（2018年12月27日）：末次月经2018年12月26日，量中，色淡红，有血块，痛经，腰酸，乳胀。上上次月经：2018年11月20日，经期8天。平素易口干，易生痤疮，纳眠可，二便调。舌淡红，苔白，脉细。

辅助检查：上周期基础体温双相，第24天体温升高，高温9天。2018年12月18日复查糖耐量试验：4.8mmol/L（0小时），8.6mmol/L（1小时），6.9mmol/L（2小时）。胰岛素释放试验：9.57mU/L（0小时），56.63mU/L（1小时），53.39mU/L（2小时）。治法同前。

处方：菟丝子15g，巴戟天15g，女贞子15g，柴胡10g，当归10g，白芍15g，白术15g，茯苓15g，石菖蒲10g，素馨花10g，郁金10g，丹参15g。14剂。

中成药：①坤泰胶囊，每日3次，每次4粒，口服。②逍遥丸，每日3次，每次8粒，口服。

膏方：滋阴养血方。

配合针灸。

患者于此次月经后监测排卵备孕，2019年1月妊娠，孕后以补肾健脾安胎之法为主，辅以清热养阴，方以寿胎丸合四君子汤或二至丸加减，2019年4月25日子宫附件B超示宫内妊娠10周，可见心管搏动。

按语

该患者长期月经周期延后，为肾虚肝郁，冲任失充失畅，血海满溢失度。冲任失养，固胎无力，故屡孕屡堕，连续3次孕早期自然流产。肾虚腰府失养，则经行腰酸；肝疏泄失常，则经前乳胀、易怒；肝郁化热，损耗津液，则口干，热郁肌腠，则易生痤疮，舌脉均为肾虚肝郁之象。肝疏泄失常，郁而侮脾，可致经行脾虚泄泻，脾虚日久可化湿生痰，痰浊凝滞冲任，亦可影响血海满溢，致月经后期。

患者初诊时处于经前期，故罗颂平教授先投以补益肝肾、凉血通经之品，以寿胎丸合二至丸加山药、白芍，补肾、肝、脾之阴以益水之源，丹参、地骨皮、牡丹皮、郁金凉血通经，辅以石菖蒲开窍化痰、活血调经，并予以导痰养血膏方及逍遥丸以疏肝理气、化痰养血调经。二诊时虽停经已近2个月，但基础体温仍为单相，故予补肾疏肝、养血调经之法，方以定经汤加减，配合坤泰胶囊、清肝养血膏方及针灸治疗，促进阴阳转化。后续治疗经后期则以滋阴养血膏方、坤泰胶囊滋补肝肾，以定经汤加减补肾疏肝、养血调经，经前期则以补益肾脾、固冲调经之法，方以寿胎丸合二至丸、四君子汤加减。患者月经渐趋规律，妊娠后顺利度过既往胚胎易堕期。

岭南地区气候多湿热，易碍脾伤阴，患者阴虚夹湿、夹痰者多见，罗颂平教授用药一向比较平和，对于阴虚夹湿者，较少用熟地黄、胶类等滋腻碍脾之品，而通过平补肾气、养阴清热之法，使肾气化生肾阴，以减味寿胎丸（寿胎丸去阿胶）合二至丸加减，适当加用健脾益气祛湿之品，如党参、白术、茯苓、山药，配伍石菖蒲，取其开窍豁痰、理气活血之效。

（曹蕾　整理）

2. 月经先后不定期并经期延长

张某，女，29岁，已婚。因"月经或提前或延后，伴月经期延长3年，未避孕未孕2年"于2010年11月30日初诊。

患者近3年月经周期不规律，周期23~90天，经期9天，末次月经2010年11月18日，9天净，经量适中，红褐色，无血块，无痛经，经前乳房胀痛，经行则缓，腰酸。2009年曾予克罗米芬促排卵治疗3个月，未孕。现觉胸闷，口干，无口苦，纳可，眠多梦，二便调。舌尖红，边有齿印，苔微黄干，脉弦细。

辅助检查：2010年11月25日查促卵泡生成素8.46IU/L，促黄体生成素10.1IU/L。妇科B超未见明显异常。

西医诊断：月经不调，经前期综合征，不孕症。

中医诊断：月经先后不定期，经期延长，经行乳房胀痛，不孕症。

辨证：肝郁肾虚。

治法：疏肝解郁，补肾健脾。

处方：柴胡10g，当归10g，白芍15g，菟丝子15g，熟地黄15g，杜仲15g，山茱萸15g，白术15g，茯苓15g，丹参15g，鸡血藤30g，皂角刺15g。21剂。

二诊（2010年12月29日）：末次月经2010年12月20日，9天净，量适中，色暗，有血块，痛经，经前乳胀，无乳痛，现稍感冒，头痛，稍咽痛，咽干，无咳嗽，纳眠可，二便调，舌淡，苔黄白腻，脉弦细。治法同上。

处方：柴胡10g，当归10g，白芍15g，菟丝子15g，熟地黄15g，杜仲15g，山茱萸15g，白术15g，茯苓15g，丹参15g，鸡血藤30g，赤芍15g，陈皮5g。21剂。

三诊（2011年1月25日）：末次月经2011年1月16日，8天净，量偏少，色暗红。纳眠可，二便调，口干，无口苦，余无不适，舌尖红，苔黄厚干，脉弦细。上月基础体温双相，稍波动，高温10天，本月基础体温暂未上升。

辨证：肾虚湿阻。

治法：补肾祛湿。

处方：菟丝子 20g，桑寄生 20g，续断 15g，枸杞子 15g，墨旱莲 15g，山药 15g，杜仲 15g，陈皮 5g，藿香 10g，苍术 15g，白术 15g，茯苓 15g。21 剂。

按上述方法调治后，胸闷、经前乳房胀痛除，月经规则，经期 8 天，基础体温双相，复查性激素基本正常，后以补肾养阴为法治疗，于 2011 年 4 月妊娠。

按语

患者育龄期女性，月经周期前后不定，或提前至 23 天一行，或推后至 90 天一行，经期较长，9 天始净，经不调则难子嗣。《景岳全书》曰："凡欲念不遂，沉思积郁，心脾气结，致伤冲任之源，而肾气日消，轻则或早或迟，重则渐成枯闭。"《傅青主女科》曰："妇人有经来断续，或前或后无定期，人以为气血之虚也，谁知是肝气之郁结乎！夫经水出诸肾，而肝为肾之子，肝郁则肾亦郁矣。肾郁而气必不宣，前后之或断或续，正肾气之或通或闭耳。或曰肝气郁而肾气不应，未必至于如此。殊不知子母关切，子病而母必有顾复之情，肝郁而肾不无缱绻之谊。肝气之或开或闭，即肾气之或去或留，相因而致，又何疑焉。"辨证为肝郁肾虚。肝藏血主疏泄，肾藏精主封藏，一疏泄一封藏，共同调节胞宫开阖，使胞宫藏泄有度，月经有度；且精可化血，血可化精，精血互化，资天癸，养冲任，充胞宫，则月事以时下，故有子。肝郁疏泄失司，肾虚封藏不足，则胞宫开阖失度，月经先后不定，经期延长；冲任不畅，精卵不能相资，故不孕。《女科经纶》曰："妇人以血为海，妇人从于人，凡事不得专行，每多忧思忿怒，郁气居多"。《香岩塘医话》言："妇人善怀而多郁……肝经一病……艰于无子。"肝郁气机不畅，故胸闷、经前乳房胀痛，脉弦。肾虚腰府失养，则腰酸、脉细。

《傅青主女科》曰："治法宜舒肝之郁。即开肾之郁也。肝肾之郁既开，而经水自有一定之期矣。方用定经汤。"故治疗以疏肝行气，补肾养血为法。以柴胡疏肝解郁，当归、白芍养血柔肝和肝用；菟丝子、桑寄生、续断、杜仲等温补肾气，熟地黄、枸杞子、墨旱莲等滋补肝肾，资天癸，养冲任，共达疏肝补肾之功；岭南多湿，湿易化热，故舌苔多黄腻，以山药、陈皮、广藿香、苍术、白术、茯苓等化湿健脾；女性以血为本，熟地黄、当归、丹参、鸡血藤养血活血。肾气充盛，肝气条达，胞宫藏泄有度，则经候如期，气血通畅，则可摄精成孕，经调则子嗣。该患者经过治疗后，月经周期基本规律，经期从 9 天缩短到 8 天，成功妊娠。

（朱玲　整理）

3. 经期延长

医案

吴某，36 岁，因"月经期延长半个月"于 2019 年 12 月 24 日初诊。

患者于 2019 年 8 月 9 日孕 26 周早产时胎盘粘连，产后阴道少许流血，持续 4 个月始净。于 2019 年 11 月 6 日在外院行"宫腔镜下残留胎盘电切术＋球囊放置术"，术后病理结果提示子宫内膜增生反应，蜕膜组织及退变绒毛组织。2019 年 12 月 2 日行"宫腔镜下宫腔粘连松解术＋球囊取出术"，产后月经共来潮 3 次。末次月经 2019 年 12 月 19 日，经量适中，色偏暗，有血块，无痛经，有腰酸。上上次月经 2019 年 11 月 18 日，半月始净，前 7 天量如正常月经量，后淋漓半月始净。前次月经 2019 年 10 月 22 日至 2019 年 10 月 28 日，量如常，产后初次来潮。孕 4 产 1，流产 3 次（2019 年 11 月 6 日孕 26 周早产；2018 年 8 月因孕 7 周胎儿发育不全流产，行清宫术；2017 年之前有 2 次人工流产术），现避孕。症见咽喉痛，咽中有痰，难咳，纳可，多梦易醒，小便调，大便日 1 次，偏干。舌淡红，苔白，脉细。

中医诊断：经期延长。

辨证：肾虚血瘀。

治法：补肾健脾，活血化瘀。

处方：菟丝子 20g，桑寄生 20g，续断 15g，女贞子 15g，墨旱莲 15g，白芍 15g，山药 15g，覆盆子 15g，地骨皮 10g，丹参 15g，鸡血藤 30g，法半夏 10g。14 剂。

中成药：定坤丹，每次 5g，每日 2 次，口服。

膏方：养血育麟膏方，1 剂。

配合隔物灸法。

二诊（2020 年 1 月 14 日）：末次月经（2019 年 12 月 19 日），9 天净，量适中，色红，有血块，无痛经，无腰酸，无乳房胀痛。症见无阴道流血，无头晕，无腹胀，无腰酸，纳可，眠较前有所改善，仍有多梦，二便调。舌红，苔白，脉沉细。2020 年 1 月 13 日妇科彩超提示子宫内膜厚 6mm，余未见异常。治法同前。

处方：菟丝子 20g，桑寄生 20g，续断 15g，女贞子 15g，墨旱莲 15g，白芍 15g，山药 15g，覆盆子 15g，地骨皮 10g，石斛 10g，炒白术 15g，郁金 10g。14 剂。

中成药：坤泰胶囊，每次 4 粒，每日 3 次，口服。

膏方：滋阴养血膏方，1 剂。

配合隔物灸法。

三诊（2020 年 2 月 4 日）：末次月经（2020 年 1 月 19 日），8 天净，量偏少，色深红，有血块，腰酸，无腹胀，无腹痛。上上次月经（2019 年 12 月 19 日），9 天净，量适中。症见易上火，晨起口干口苦，腰酸，无头晕，纳可，眠浅易醒，多梦。小便调，大便偏硬，一日 2～3 次，舌暗，苔白，脉弦细。治法同前。

处方：菟丝子 20g，桑寄生 20g，续断 15g，女贞子 15g，白芍 15g，山药 15g，地骨皮 10g，丹参 15g，鸡血藤 30g，郁金 10g，甘草 6g，黄精 30g。14 剂。

中成药：坤泰胶囊，每次 4 粒，每日 3 次，口服。

膏方：滋阴养血膏方，1 剂。

四诊（2020 年 3 月 3 日）：末次月经（2020 年 2 月 19 日），7 天净，量适中，色暗红，有血块，腰酸。上上次月经（2020 年 1 月 19 日），8 天净，量偏少。自觉腰酸，易上火，无口干口苦，无尿频尿急，纳可，二便调，眠多梦。舌暗红，苔白，脉细。2020 年 2 月 25 日妇科彩超检查提示小型子宫肌瘤 9mm×8mm，前壁内膜 2mm，双附件区未见异常。

补充西医诊断：子宫平滑肌瘤。

中医诊断：癥瘕。

辨证：肾虚血瘀。

治法：补肾活血，软坚散结。

中成药：桔荔散结片，每次 4 片，每日 3 次，口服。膏方：滋阴养血膏方，1 剂。

五诊（2020 年 7 月 15 日）：停经 31 天，末次月经（2020 年 6 月 14 日），症见阴道少许流血，下腹轻微坠胀感，小腹深部刺痛感，一天 10 余次，呈阵发性，纳一般，难入睡，易醒，心慌，二便调，多汗。舌淡红，苔白，脉细。查血人绒毛膜促性腺激素 β 亚基 128.2IU/L，孕酮 98.19nmol/L。

西医诊断：先兆流产，异位妊娠。

中医诊断：胎动不安，异位妊娠。

辨证：肾脾不固。

治法：补益肾脾，固冲养血。

处方：党参 15g，桑寄生 20g，续断 15g，山药 15g，覆盆子 15g，菟丝子 20g，黄芪 15g，白术 15g，芡实 15g，阿胶珠 2 包，陈皮 5g，酒萸肉 15g。14 剂。

中成药：助孕丸，每次 6g，每天 3 次，口服。

膏方：安胎养血膏方，1 剂。

六诊（2020 年 7 月 27 日）：停经 40 天，阴道有少许褐色分泌物 1 天，下腹偶有隐痛，偶有腰酸，无肛门坠胀感，偶有恶心，无呕吐，易疲乏，有头痛，无口苦口干，纳可，眠多梦易醒，二便调。舌淡红略暗，苔白，脉细。2020 年 7 月 20 日查血人绒毛膜促性腺激素 β 亚基 1718IU/L，孕酮 74.11nmol/L。2020 年 7 月 24 日查血人绒毛膜促性腺激素 β 亚基 9242IU/L，孕酮 73.43nmol/L。2020 年 7 月 25 日超声提示早孕，符合宫内妊娠，见卵黄囊，未见胚芽。子宫内实性占位病变（9mm×8mm），考虑子宫肌瘤可能。

西医诊断：先兆流产。

中医诊断：胎动不安。

辨证：脾肾不固。

治法：补肾健脾，养血安胎。

处方：人参10g，阿胶9g（烊化），陈皮5g。7剂，炖服。

中成药：滋肾育胎丸，每次1包，每日3次，口服。

按语

患者先天肾虚，冲任失固，故孕后早产，且多次堕胎小产行手术治疗，伤及任脉，耗伤肾精，致经期延长，且金刃所伤，瘀血留滞，血不归经，故经期延长；腰为肾之府，肾精不足，故腰酸；肾阴虚不荣咽喉，故咽喉疼痛不适；肾水不足，不能上济于心，故多梦易醒。末次妊娠为早产，新生儿经过救治后存活，患者因此思虑过重，肝气失于条达，肝郁则气滞，气滞则血瘀，故经行不畅，经色暗红，有血块。中医辨证为肾虚血瘀证，处方予寿胎丸合二至丸加减，患者初诊时处于经后期，气血随经血下泄，血海相对空虚，治宜补肾填精，兼顾养血活血，以菟丝子、续断、桑寄生补肾气，以女贞子、墨旱莲及覆盆子填补肾精、滋养肾阴，山药健脾养胃，芍药养血柔肝，丹参味苦、微辛，性微寒，为心、脾、肝、肾血分之药，活血祛瘀，养血安神，鸡血藤苦、甘、温，归肝、肾经，活血养血调经。患者咽中有痰，难咳，而半夏擅长燥湿化痰，为治疗湿痰、寒痰的要药，佐以此药燥湿化痰。

二诊时患者经期较前改善，从半个月缩短至9天，经色红，已无腰酸，睡眠较前有所改善，但存在腹泻，在上方基础上加炒白术健脾益气，燥湿利水，患者仍多梦，以石斛、地骨皮滋阴清热，以郁金疏肝理气化瘀，肝气舒畅则血府自藏，阴血藏则神安精神爽。复以定坤丹口服滋补气血，调经解郁。以养血育麟膏方口服补肾疏肝，健脾养血，调经助孕。

三诊时患者经期继续改善，从9天缩短至8天，自觉口干，大便偏干，予上方基础上重用酒黄精，该药既补脾气，兼滋脾阴，又有益肾补精之功，膏方以补气养阴力更强的滋阴养血膏方口服。

四诊时患者经期已正常，7天干净。患者处于备孕阶段，行妇科彩超检查提示子宫前壁小肌瘤，大小约9mm×8mm。《景岳全书》曰："凡脾肾不足，及虚弱失调之人，多有积聚之病。"经色暗红，量少，有血块，伴有腰酸，多梦，舌质暗红，脉细，辨证为肾阴虚为主，兼夹血瘀证，治以滋阴养血膏方口服治本，配合桔荔散结片（原橘荔散结丸）口服消癥，该方为罗元恺教授的经验方，主要由橘核、荔枝核、续断、岗稔根、制何首乌、党参等组成，注重攻补兼施，为消补结合之剂。然受孕成功后出现胎动不安，症见腰酸、腹痛，阴道少许流血，入睡难，醒后难以复睡，心慌，多汗，考虑脾肾不固，气血虚弱，因胞脉系于肾，肾虚则冲任不固，胎失所养；腰者，肾之府，肾虚则腰酸，气虚不能载胎，血虚不能养胎，致胎动不安。予寿胎丸合四君子汤加减口服，方中菟丝子补肾养精、益阴而固阳，桑寄生、续断固肾强腰系胎，阿胶珠滋阴补血止血，党参、黄芪、白术健脾益气以载胎元，加酒萸肉大补精血，覆盆子益肾固精，芡实味甘、涩，性平，归脾、肾经，涩而不滞，补脾肾而兼能祛湿，佐以陈皮健脾和中。孕后予滋肾育胎丸口服补肾健脾，益气培元，养血安胎，同时以人参、阿胶另炖大补气血以安胎，佐以陈皮理气健脾、燥湿化痰，防阿胶滋腻碍脾。

罗颂平认为，调经之本在肾脾，生殖之本在水土。以补肾健脾，固冲调经为主，兼疏肝活血，患者月经恢复正常，经调而子嗣。

（阮丽君　整理）

4. 月经过少

医案①

张某，女，36岁，已婚。因"清宫术后月经量减少4个月"于2012年10月24日初诊。

患者既往月经规律，周期26天，经期6天，量适中，色红，无痛经。孕2产1自然流产1（2010年8月妊娠31周因跌仆引起早产，剖宫产后胎儿未存活，2012 年 6 月 21 日孕 11 周因稽留流产行清宫术）。清宫术后近 4 个月，经量明显减少。末次月经 2012 年 10 月 15 日，5 天净，量少，色鲜红，无血块，无痛经，经前乳胀，有生育要求。现眠欠佳，纳可，二便调。舌淡红，苔白，脉弦细。

辅助检查：2012 年 8 月 22 日 B 超（经前）示子宫大小正常，子宫内膜 6mm，双侧附件未见明显包块。

诊断：月经过少。

辨证：肾脾不足，肝郁气滞。

治法：补益肾脾，疏肝解郁。

处方：桑寄生 20g，续断 15g，山药 15g，杜仲 15g，覆盆子 15g，菟丝子 20g，党参 15g，黄芪 15g，白术 15g，郁金 10g，远志 10g，酸枣仁 15g。14 剂。

中成药：助孕丸，每次 6g，每天 3 次，口服。

二诊（2012 年 11 月 28 日）：末次月经（2012 年 11 月 10 日），8 天净，经量稍增多，色红，无血块，无痛经，基础体温于月经周期第 14 天上升。于月经周期第 8 天监测排卵，子宫内膜 0.8cm，左侧卵巢卵泡 1.6mm×1.5mm×1.5mm。寐欠安，难入睡，服用中药期间睡眠较好，纳佳，二便调，舌淡边有齿印，苔薄白，脉弦细。辨证治法同上。

处方：桑寄生 20g，续断 15g，山药 15g，杜仲 15g，覆盆子 15g，菟丝子 20g，郁金 10g，狗脊 20g，巴戟天 15g。14 剂。

中成药：助孕丸，每次 6g，每天 3 次，口服。

三诊（2012 年 12 月 26 日）：末次月经（2012 年 12 月 8 日），7 天净，量适中，无血块，无痛经，色鲜红。无特殊不适，纳可，难入睡，易醒，舌红苔薄，脉细。本月基础体温双相，月经周期第 15 天体温上升，已高温 2 天，稍波动。上月基础体温双相，月经周期第 17 天体温上升，高温 12 天。12 月 19 日监测卵泡（月经周期第 12 天）示左卵巢卵泡 2.2mm×1.7mm×2.1mm，子宫内膜 0.8cm。12 月 21 日（月经周期第 14 天）已排卵，子宫内膜 0.9cm。

辨证：肾虚血瘀。

治法：补肾活血。

处方：菟丝子 20g，桑寄生 20g，续断 15g，枸杞子 15g，女贞子 15g，白芍 15g，山药 15g，杜仲 15g，黄精 20g，鸡血藤 30g，丹参 15g，淫羊藿 10g。14 剂。

中成药：助孕丸，每次 6g，每天 3 次，口服。

四诊（2013 年 7 月 8 日）：末次月经（2013 年 7 月 8 日），量适中，色鲜红。现感左手掌心麻痹不适，纳可，寐一般，二便调，舌质红，苔薄少，脉细。上月基础体温高温相 6 天。

辨证：肾脾不足，肝郁血瘀。

治法：补益肾脾，疏肝活血。

处方：党参 15g，桑寄生 20g，续断 15g，山药 15g，覆盆子 15g，菟丝子 20g，白术 15g，陈皮 5g，鸡血藤 30g，香附 10g，丹参 15g，山萸肉 15g。14 剂。

中成药：助孕丸，每次 6g，每天 3 次，口服。复方阿胶浆，每次 1 支，每天 3 次，口服。

五诊（2013 年 12 月 16 日）：末次月经（2013 年 11 月 18 日），5 天净，量适中，自测尿妊娠试验（＋），纳眠差，二便调，自觉脚心发热，乳胀痛，舌边尖略红，边有齿印，苔白，脉细滑。12 月 16 日查孕酮 80.05nmol/L，人绒毛膜促性腺激素 β 亚基 216.2IU/L。

诊断：早期妊娠。

辨证：肾脾不足。

治法：补益肾脾，固冲安胎。

处方：党参 15g，桑寄生 20g，续断 15g，山药 15g，覆盆子 15g，菟丝子 20g，黄芪 15g，白术 15g，石斛 10g，防风 10g，陈皮 5g，酸枣仁 15g。14 剂。

中成药：助孕丸，每次 6g，每天 3 次，口服。

予补肾健脾安胎至怀孕 3 个月，后随访足月产下一健康婴儿。

按语

肾虚、血虚、肝郁、血瘀均可导致月经过少。清宫术、人工流产术后出现的月经过少要注意是否存在宫腔粘连，若药物治疗效果不明显时需进一步行宫腔镜检查。该患者清宫术后出现月经过少，经前 B 超提示子宫内膜薄，厚度仅为 6mm，未提示宫腔异常，乃金刃损伤冲任所致，冲任之本在肾，《傅青主女科》言"经水出诸肾"，且堕胎、小产损伤肾气，肾虚天癸失充，冲任失养，月经过少。肾虚精不化血，血不养肝，肝气郁滞，虚实夹杂，以虚为本，无血作源，故月经量少。瘀血留滞，新血不生，胞宫失养，月经过少。肝郁气滞，且因病致郁，故经前乳胀。初诊时以肾虚肝郁为主，治疗以补肾疏肝为法，以枸杞子、女贞子、白芍等滋补肝肾，杜仲、菟丝子、桑寄生、续断、狗脊、巴戟天等补肾助阳；配伍党参、黄芪、白术、山药等益气健脾，资后天气血生化之源，补后天助先天，《景岳全书》曰："故调经之要，贵在补脾胃以资血之源，养肾气以安血之室，知斯二者，则尽善矣。"郁金、白芍疏肝柔肝和肝用，治疗后肝郁缓解，后在补肾健脾调经的基础上以枸杞子、女贞子、黄精、复方阿胶浆加强滋阴养血之功，助孕丸加强补肾脾之力，丹参、鸡血藤养血活血，化瘀生新，使瘀血去，冲任畅，新血生，冲任盛，肾气足，肝气舒，胞宫盈，经候如期，经量恢复正常，且排卵期子宫内膜的厚度可达 9mm。调经的同时，培本固肾，预培其损，并于孕后积极补肾健脾，固冲安胎，患者平稳度过妊娠期，顺利分娩。

（朱玲　陈启亮　整理）

医案②

曾某，女，38 岁，已婚。因"月经过少 1 年余"于 2013 年 5 月 15 日初诊。

患者 13 岁月经初潮，既往月经规律，量适中，色红，持续 7 天干净。自 2011 年 12 月行剖宫产手术后月经量减少，月经周期规律，末次月经：2013

年5月9日，4天净，量少，色红，偶有血块，无痛经。现无不适，纳眠可，二便调，舌淡苔白，脉细，有生育要求，孕3产1自然流产2（2005年6月人工流产1次，2009年3月行体外授精—胚胎移植，于孕5周时自然流产）。

西医诊断：异常子宫出血。

中医诊断：月经过少。

辨证：血虚证。

治法：养血活血，补肾调冲。

处方：熟地黄15g，菟丝子20g，枸杞子15g，山药15g，巴戟天15g，鸡血藤30g，郁金15g，丹参15g，牛膝15g，黄精20g，阿胶10g（烊化），香附10g。14剂。

中成药：胎宝胶囊，每次2粒，每日3次，口服。复方阿胶浆，每次10mL，每日3次，口服。

二诊（2013年6月10日）：末次月经（2013年6月8日），经期2天，量少，色鲜红，无血块，无痛经，经前乳房胀痛。现纳眠可，二便调，舌淡红，苔薄腻，脉细偏沉。治法同前。

处方：熟地黄15g，酒萸肉15g，菟丝子20g，当归10g，枸杞子15g，山药15g，黄精30g，鸡血藤30g，郁金15g，丹参15g，牛膝15g，香附10g。14剂。

中成药：复方阿胶浆，每次10mL，每日3次，口服。

三诊（2013年12月9日）：末次月经（2013年12月2日），经期4天，量适中，色红，无血块，现纳眠可，二便调，舌淡红，边有齿印，苔白，脉细。

辨证：肝郁肾虚。

治法：疏肝补肾。

处方：柴胡10g，当归10g，白芍15g，菟丝子15g，熟地黄15g，巴戟天15g，白术15g，茯苓15g，丹参15g，香附10g，鸡血藤30g，女贞子15g。14剂。

中成药：温胆片，每次 4 片，每日 3 次，口服。逍遥丸，每次 6g，每日 3 次，口服。祛斑调经胶囊，每次 2 粒，每日 3 次，口服。

四诊（2014 年 3 月 10 日）：停经 41 天，末次月经（2014 年 1 月 28 日），经期 3 天净，量适中。现恶心欲呕，纳差，眠差易醒，便意频繁，大便 3～4 次/日，小便略黄，舌暗红，苔白，脉细滑。盆腔 B 超检查示宫内妊娠 6 周，可见胚芽。诊断：妊娠。

辨证：脾肾两虚。

治法：补益脾肾，固冲安胎。

处方：党参 15g，桑寄生 20g，续断 15g，山药 15g，覆盆子 15g，菟丝子 20g，黄芪 15g，麸炒白术 15g，苍术 15g，陈皮 5g，酸枣仁 15g，白芍 15g。14 剂。

中成药：助孕丸，每次 6g，每日 3 次，口服。

按语

患者因素体禀赋虚弱，加之人工流产术损伤冲任、胞宫、胞脉，以致肾气不足，精血不充，冲任血海亏虚，经血化源不足以致经行量少。《证治准绳》曰："经水涩少，为虚为涩，虚则补之，涩则濡之。"方用归肾丸加减补肾养血，以熟地黄、菟丝子、巴戟天、黄精、阿胶、酒萸肉配合胎宝胶囊、复方阿胶浆等补肾养血，郁金、香附、丹参、牛膝、鸡血藤等疏肝活血。二诊后患者月经量转常，改定经汤加减以疏肝补肾，调冲助孕，以柴胡、香附疏肝解郁调冲任，当归、熟地黄、白芍养血柔肝和肝用，菟丝子、巴戟天、女贞子等补肾调冲，白术、茯苓等健脾祛湿，丹参、鸡血藤等养血活血，"求子之道，莫如调经"，经调则子嗣。

（郑泳霞　整理）

5. 月经过多

医案

覃某，女，37 岁，已婚。因"月经量多 3 个月"于 2017 年 7 月 11 日就诊。

患者3年来月经周期30~60天，经期6~8天，2017年4月孕12周药物引产后清宫，术后出现月经量多，末次月经2017年6月23日，4天净，量多，色鲜红，有血块，痛经，腰酸，乳胀。自2017年6月30日始至今已12天，仍有少量淡红色分泌物。上次月经：2017年5月21日，8天净，量多，色暗红，经后2017年6月7日至2017年6月8日曾有少量暗红色分泌物。现症见易口腔溃疡，口苦，无下腹痛，头痛，腰痛，纳可，眠差，大便虽成形但有不尽感。舌淡尖红，苔白，脉细。孕2产1流产1。

辅助检查：2017年7月11日查子宫附件彩超示宫腔内膜厚3mm，回声欠均匀，血流丰富（PSV：66cm/s），双附件未见明显包块。

西医诊断：异常子宫出血。

中医诊断：月经过多。

辨证：脾肾不足，瘀阻冲任。

治法：补肾健脾，化瘀止血。

处方：续断15g，太子参15g，益母草30g，续断片15g，岗稔根30g，地稔根20g，茜草15g，女贞子15g，墨旱莲20g，白术15g，香附15g，大腹皮15g，合欢花10g，仙鹤草15g，丹参15g，蒲黄炭10g，牡蛎30g（先煎）14剂。

中成药：裸花紫珠片，每日3次，每次2片。龙血竭片，每日3次，每次5片。

二诊（2017年8月15日）：末次月经2017年8月4日，经期6天，量多，色鲜红，有血块，痛经，腰酸，无乳胀。易口腔溃疡，口干，偶口苦，易疲乏，腰酸，头部颠顶及枕部疼痛，按压甚，双下肢怕冷甚，情绪较低落，易烦躁，纳可，眠差难入睡，易醒，小便调，大便溏，质黏，每日1次。舌淡红，边有齿痕，苔白，脉沉细。

辨证：肾虚失固，脾虚湿阻。

治法：补肾固冲，健脾祛湿。

处方：党参 15g，桑寄生 20g，续断 15g，山药 15g，覆盆子 15g，菟丝子 20g，炒白术 15g，苍术 15g，石斛 10g，女贞子 15g，陈皮 15g，甘草 6g。14 剂。

中成药：助孕丸，每日 3 次，每次 6g。

三诊（2017 年 8 月 28 日）：易疲劳，腰酸，其余诸症均较前改善，纳可，眠易醒，小便调，夜间肠鸣，大便一日 2 行，质溏。舌淡红，苔白，脉细。辨证治法同前。

处方：菟丝子 20g，桑寄生 20g，续断 15g，党参 15g，炒白术 15g，牡蛎 15g（先煎），山药 15g，覆盆子 15g，岗稔根 15g，苍术 15g，布渣叶 15g，芡实 15g。14 剂。

中成药：助孕丸，每日 3 次，每次 6g。

四诊（2017 年 9 月 25 日）：末次月经 2017 年 9 月 8 日，8 天净，量多，色鲜红，有血块，小腹隐痛，腰酸。现汗多，易腹胀，口干，易暴躁，眠差难入睡，易醒，纳可，小便调，大便溏，日行 1～2 次。舌淡红，苔白，脉细。辅助检查：基础体温呈单相，月经周期第 13 天、第 17 天监测排卵未见优势卵泡。辨证治法同前。

处方：菟丝子 20g，桑寄生 20g，续断 15g，党参 15g，炒白术 15g，牡蛎 15g（先煎），山药 15g，地稔根 30g，岗稔根 15g，苍术 15g，素馨花 10g，陈皮 5g。14 剂。

中成药：助孕丸，每日 3 次，每次 6g。补中益气颗粒，每日 3 次，每次 3g。

五诊（2017 年 10 月 24 日）：末次月经 2017 年 10 月 21 日，经量较前明显减少，仅月经第 2 天量较多，色鲜红，有血块，小腹隐痛，腰酸，头痛。经前口腔溃疡较甚，易疲倦乏力，自觉下腹胀，纳眠可，小便调，大便溏，日行 1～2 次。舌淡红，苔白，脉沉细。

辅助检查：上周期基础体温双相，月经周期第 25 天体温上升，月经周期第 21 天监测排卵见右卵巢卵泡 15mm×10mm。治法同前。

处方：菟丝子 20g，桑寄生 20g，续断 15g，党参 15g，炒白术 15g，山药 15g，芡实 15g，女贞子 15g，炒白扁豆 15g，苍术 15g，陈皮 5g。14 剂。

中成药：助孕丸，每日 3 次，每次 6g。

此后继续以补肾健脾、调经助孕之法治疗，月经量均较前明显减少，仅月经周期第 2 天经量略多，患者有生育要求，于 2019 年 3 月妊娠成功，2019 年 4 月 22 日子宫附件 B 超示宫内妊娠 6 周，见胎心。

按语

该患者药物引产清宫后出现月经量多，为瘀血阻滞冲任胞宫，血不循经而妄行，故月经量多。脾肾亏虚，失其固摄之功，故月经量多，肾虚冲任失养，血海不能按时充盈，既往月经后期，冲任不能固胎，故妊娠失败而行清宫术。瘀久化热伤阴，则见口苦，口中溃疡，烦躁易怒，眠差易醒，舌尖红；脾虚失健，精微化生不足则易觉疲倦，不能运化水湿，则大便易溏。

患者初诊时行经已逾半月仍未净，故罗颂平教授先投以固冲化瘀止血之品，以岗稔根、地稔根养血止血，牡蛎固摄冲任止血，太子参、白术、续断、二至丸益气养阴固冲止血，益母草、仙鹤草、茜草、蒲黄炭、丹参化瘀止血，辅以香附、合欢花疏肝气以免肝气郁结侮脾，大腹皮行气通便。药后再次行经，仍经量多，但经期正常，故治疗重在补肾健脾以培其本，治以寿胎丸合四君子汤加减化裁，加覆盆子、女贞子、山药、石斛等以补益脾肾之气阴，大便溏泄用苍术、炒白术、炒白扁豆、山药、布渣叶、芡实等燥湿健脾，以牡蛎加强固摄冲任，以岗稔根、地稔根养血止血，随症分期选择使用。经 2 个月的调治，患者行经量明显减少，且顺利妊娠。

岭南地区患者常见虚实夹杂、上热下寒之证，虽脾肾不足，但常夹湿或夹瘀化热伤阴。岗稔根、地稔根是岭南特色中药，善于养血止血、收敛止泻，且不留瘀，为岭南罗氏妇科常用止血要药，罗颂平教授常用于治疗妇科血证。对于脾肾不足者，罗颂平教授善以平补脾肾为法，兼顾养阴、化湿、化瘀，以寿胎丸合四君子汤补益脾肾，加女贞子、墨旱莲、石斛等养阴清热，以白扁豆、苍术、芡实等健脾燥湿，虽取中庸之道，但能平衡主次，以平出奇。

（曹蕾　整理）

6. 崩漏

医案

李某，女，34岁，已婚。因"月经紊乱5年余，阴道不规则出血17天"于2016年10月19日就诊。

患者2010年无明显诱因开始出现月经紊乱，月经或半月一行，或两月一行，经期7～20天，量时多时少，色暗红，有血块，经行腰酸、腹泻。患者有生育要求。2016年5月行宫腔镜下刮宫术，术后病理提示子宫内膜单纯性增生。末次月经2016年10月3日，至今未净，现症见出血仍较多，色暗红，有少量血块，无腰酸，无腹痛，面色萎黄，疲倦乏力，口干，纳可，夜寐差，大便1～2日一行，便溏，小便调，舌淡红，苔白，脉细。

西医诊断：排卵障碍型异常子宫出血。

中医诊断：崩漏。

辨证：脾肾两虚。

治法：补气健脾，固冲摄血。

处方：党参15g，黄芪20g，续断15g，补骨脂15g，麸炒白术15g，茜草炭10g，牡蛎30g（先煎），蒲黄炭10g，岗稔根30g，赤石脂15g，海螵蛸15g，炒枳壳10g。7剂。

二诊（2016年11月21日）：服上方5日后阴道流血止。2016年11月18日月经来潮，现处于经期第4天，量多，色红，有血块，腰酸，乏力，头晕，纳可眠差，二便调，舌淡红，苔白，脉细。治法同前。

处方：党参15g，黄芪20g，续断15g，茜草炭10g，蒲黄炭10g，赤石脂15g，牡蛎30g（先煎），海螵蛸15g，岗稔根30g，补骨脂15g，麸炒白术15g，仙鹤草15g。7剂。

三诊（2017年1月9日）：末次月经2016年12月26日，经期5天，量适中，色红，腰酸，有少许血块。末次月经：2016 年 11 月 18 日，经期 8 天。现口干咽痛，纳可，眠差，二便调，舌淡红，苔白，脉细。

辨证：阴虚血瘀。

治法：补肾滋阴，养血活血。

处方：菟丝子 20g，枸杞子 15g，女贞子 15g，桑寄生 20g，白芍 15g，续断 15g，山药 15g，黄精 30g，鸡血藤 30g，地骨皮 10g，丹参 15g，盐牛膝 15g。14 剂。

膏方：调经养血方。

随访至 2017 年 3 月，患者近 3 次月经周期为 29～30 天，经期 7 天，无明显不适。2018 年 5 月顺利妊娠。

（按语）

患者月经紊乱 5 年，周期、经期或短或长，经量或多或少，无规律可循，此为肾虚封藏失职，冲任不固，血海蓄溢失常的表现。肾虚日久，影响对脾的温煦，经期气血下注胞宫，则脾虚不运化水湿之象明显，故见经行腹泻。就诊时经血不净，量多，气随血泻，不能摄血，更见面色萎黄、疲倦乏力等，故治当补气健脾，固冲摄血，方以安冲汤加减，方中黄芪、党参、麸炒白术补气摄血，续断、赤石脂、补骨脂补肾固冲止血，牡蛎、海螵蛸固摄冲任，岗稔根养血止血，离经之血便为瘀血，故以茜草炭、蒲黄炭、炒枳壳化瘀止血。

二诊时处于经期第 4 天，但经量仍较多，无将净之势，故当行塞流之法，以防出血日久耗气伤血，进一步损伤冲任，方仍以安冲汤加减，在前方基础上以仙鹤草易枳壳，加强收敛止血之效。经治后，患者第 3 次行经周期、经期均在正常范围，就诊时处经后期，故治以补肾填精、养血活血之法，方以左归饮加减，方中菟丝子、续断、桑寄生补益肾气，黄精、白芍、枸杞子补肾养阴，鸡血藤、丹参、盐牛膝养血活血，患者易口干咽痛，有阴虚内热之象，故加女贞子、地骨皮养阴清热。配合调经养血膏方补肾健脾、养血活血。

调治后患者月经恢复正常规律。

（曹蕾　整理）

7. 闭经

医案

钟某，女，38岁，已婚。因"产后大出血致月经停闭2年，未避孕未孕2年"于2010年6月30日初诊。

患者既往月经规律，经期4～5天，周期28～30天，经量中。2007年顺产一子，因产后大出血导致月经延期不至，予性激素治疗后，2009年开始月经复潮，每月一行，但量极少，点滴即净，停用激素则月经停闭。外院诊断为希恩综合征，闭经。末次月经2010年6月15日（结合雌激素合黄体酮），量少，色暗红，无血块，无痛经，腰酸。产后2年未避孕至今未孕。现症见头晕，脱发，畏寒肢冷，纳可，夜寐多梦，二便调，带下量少，性欲淡漠。舌尖红，苔薄黄，脉沉细。妇科检查无明显异常。

辅助检查：2010年4月10日（月经第3天）查促卵泡激素、促黄体生成素、雌二醇均偏低。4月22日（月经第15天）B超检查示子宫内膜厚0.32cm。

西医诊断：希恩综合征。

中医诊断：闭经。

辨证：精血不足。

治法：填精补髓，滋阴养血。

处方：熟地黄15g，枸杞子15g，山药15g，杜仲15g，郁金15g，石菖蒲10g，丹参15g，牛膝15g，山茱萸12g，鸡血藤30g，菟丝子20g，黄精20g。14剂。

中成药：胎宝胶囊，每次3粒，每天3次，口服。复方阿胶浆，每次1支，每天3次，口服。

二诊（2010年7月29日）：末次月经（2010年7月13日），4天净，量偏少，色质如常，经期仍腰痛、头晕，但自觉症状较前缓解，舌红略暗，苔黄厚，脉细。7月26日（月经第14天）B超示子宫内膜厚0.6cm，左卵泡1.2cm×1.0cm。处方同上。

经上法治疗近4个月，其间月经基本规律，但量偏少。

三诊（2010年11月27日）：末次月经（2010年10月20日），现停经38天，近1周觉腰酸痛，无恶心呕吐，无腹痛及阴道出血，偶咳嗽，晨起痰多，色白偏黄，无发热，稍口干，无口苦，余无不适，舌暗红，苔微黄，脉细略滑。查血清人绒毛膜促性腺激素β亚基3818.6mIU/L，孕酮29.8ng/mL。

诊断：早期妊娠，咳嗽。

辨证：肾气不足，痰阻气机。

治法：补肾安胎，宣肺化痰。

处方：菟丝子20g，党参20g，桑寄生20g，续断15g，山药15g，杜仲15g，女贞子15g，桔梗10g，藿香10g，石斛10g，橘红10g，前胡10g，桔梗10g，陈皮6g。14剂。

中成药：助孕丸，每次6g，每天3次，口服。复方川贝枇杷膏，每次15mL，每天3次，口服。

2010年12月4日复诊，腰酸、咳嗽症状基本缓解。复查人绒毛膜促性腺激素β亚基及孕酮均平稳上升，B超示宫内妊娠6周，孕囊1.4cm×1.2cm，可见胚芽（0.4cm）及心管搏动。继予寿胎丸加减补肾安胎。2011年顺利分娩一健康婴儿。

按语

闭经原因复杂，临证当详细询问病史，仔细辨析闭经的原因。下丘脑、垂体、卵巢、子宫任一环节的问题都可导致闭经，甲状腺、肾上腺功能的异常也可导致闭经。垂体梗死导致的闭经称为希恩综合征，属垂体性闭经，是因产后大出血所致，表现为低促性腺激素低雌激素性闭经、不孕。

闭经病机分虚实两端，本案属虚。因产后大出血，致垂体缺血坏死，乃阴血大亏，血不化精，肾精损伤，天癸乏源，冲任不充，胞宫失养，源断其流，无血可下，致闭经。精卵失其资养，致不孕。《景岳全书》曰："正因阴竭，所以血枯。枯之为义，无血而然，故或以羸弱，或以困倦……或以亡血失血，及一切无胀无痛，无阻无隔，而经有久不至者，即无非血枯经闭之候。"治疗以填精补髓，滋阴养血为法，以养为通。《景岳全书》曰："欲其不枯，无如养营；欲以通之，无如克之。但使雪消，则春水自来，血盈而经脉自至。"以熟地黄、枸杞子、山茱萸、黄精、胎宝胶囊、复方阿胶浆补肾填精，大补阴血，菟丝子温肾益阴，阳中求阴，增强补肾养阴之功，杜仲温补肾阳，复肾中阴阳平衡；丹参、鸡血藤养血活血；肝乃体阴用阳之脏，肝血不足，则肝木不涵，致肝气郁滞，且因病致郁，故治宜疏肝解郁。如此调治，则阴血渐充，精血渐复，天癸有源，冲任可资，胞宫得养，则经潮如期，经调子嗣，精卵相资而成功妊娠。孕后继续补肾固冲安胎，以寿胎丸加减。因患者出现咳嗽痰白之症，故安胎同时配伍桔梗、藿香、橘红、前胡、陈皮等宣利肺气，祛痰止咳。孕期平稳，顺利分娩。

（朱玲　整理）

8. 痛经

医案

肖某，女，47岁，已婚。因"经行下腹痛3年余"于2015年10月27日初诊。

患者平素月经规律，周期25天，经期5天，量适中，色暗红，血块多，伴腰酸，痛经持续整个经期，需服用芬必得等止痛药。末次月经：2015年10月10日，5天净。孕3产3，放置宫内节育器。现下腹偶刺痛，经后甚，纳眠可，二便调。形体肥胖，舌淡稍暗，苔白，脉弦细。

妇科检查：外阴正常，阴道畅，有少量白色分泌物，宫颈中度糜烂，质中，无举痛，宫体中后位，较常稍大，无压痛，双附件未见异常。

辅助检查：彩超示子宫腺肌症，子宫内膜厚6mm，双附件未见异常。

西医诊断：子宫腺肌病。

中医诊断：痛经。

辨证：气虚血瘀。

治法：补气健脾，活血止痛。

处方：橘核 15g，荔枝核 15g，三七 10g，牡蛎 30g，香附 10g，苍术 12g，黄芪 15g，鳖甲 20g，白术 15g，党参 15g，黄精 15g，乌豆衣 15g。14 剂。

中成药：桔荔散结片，每次 5 片，每天 3 次，口服。

膏方：当归 50g，赤芍 30g，川芎 30g，黄精 50g，党参 30g，炙甘草 15g，白术 20g，茯苓 20g，山药 30g，鸡血藤 50g，丹参 30g，皂角刺 20g，陈皮 10g，藿香 20g，佩兰 20g，布渣叶 20g，路路通 20g，王不留行 20g，乌豆衣 20g，枸杞子 25g，苍术 20g，炒扁豆 20g，五指毛桃 60g，香附 20g，怀牛膝 30g，女贞子 20g，麦芽 30g，谷芽 30g。另加西洋参 20g，核桃仁 50g，芝麻 30g，芡实 30g，饴糖 200g，红糖 50g。

二诊（2015 年 12 月 8 日）：末次月经（2015 年 11 月 28 日），7 天净，量少，色红，无血块，腹痛较前明显减轻，不需要服止痛药。末次月经 2015 年 11 月 3 日，5 天净，量偏多，色暗红，经行腹痛稍缓解，月经第 3 日服芬必得，血块多。现纳眠可，二便调。舌淡红，苔白，脉细。

处方：橘核 15g，荔枝核 15g，三七 10g，牡蛎 30g，香附 10g，苍术 12g，黄芪 15g，鳖甲 20g，党参 15g，黄精 15g，丹参 15g，赤芍 15g。14 剂。

中成药：桔荔散结片，每次 5 片，每天 3 次，口服。

膏方同前。

随访患者 2 个月，经量适中，色红，无血块，经行腹痛较前明显减轻，无须服西药止痛。

> 按语

该患者的痛经是继发性痛经，是子宫腺肌病所致。子宫腺肌病是子宫肌层内存在子宫内膜腺体和间质，在激素的影响下发生出血，肌纤维结缔组织增生，形成弥漫性病变或局限性病变的一种良性疾病。痛经和月经量多是其典型表现。血瘀是其病理基础。脏腑功能失调，气血失和，冲任损伤，致部分经血不循常道而逆行，以致离经之血瘀积，阻滞冲任、胞宫、胞脉、胞络，不通则痛。以正气不足、冲任亏虚为本，痰、湿、瘀邪为标，所以治疗当正邪兼顾，祛邪不伤正，扶正助祛邪。该患者年近七七，正气渐亏，气虚不能运化水湿，湿聚为痰，气虚不能帅血行血，血行瘀滞，痰湿瘀结，冲任阻滞，不通则痛。中药以汤剂、丸剂、膏方联合治疗，汤者荡也，取效较快。黄芪、党参、白术补气健脾；三七化瘀止痛；橘核、荔枝核、牡蛎、鳖甲等软坚散结；香附行气止痛，癥消瘀去，则痛自除；黄精、乌豆衣滋阴养血，防行消之品燥散伤阴之弊。

丸剂、膏方均有渐消缓散的特点，服用方便，该患者痛经乃子宫腺肌病所致，子宫腺肌病属中医癥瘕范畴，在缓解痛经症状的同时，仍需针对癥瘕进行治疗。癥瘕的产生是脏腑功能失调，痰、湿、瘀互结所致，故以汤剂补气化瘀，活血止痛的同时，配合膏方补气活血，化湿行气，软坚散结。膏方以南药五指毛桃补气祛湿，合党参、西洋参、炙甘草、山药益气健脾；丹参、当归、赤芍、川芎、牛膝、桃仁、路路通、王不留行、皂角刺等活血化瘀，通络止痛；岭南多湿，患者肥胖，肥人多痰湿，湿易困阻中焦，影响气机升降，以白术、茯苓、陈皮、藿香、佩兰、布渣叶、苍术、麦芽、谷芽等化湿，消食导滞，和胃调中，为防上药伤阴之弊，配伍枸杞子、女贞子、黄精等滋阴之品。另配合丸剂桔荔散结片软坚散结，活血消癥进行治疗，较好地控制了患者病情。

（朱玲　整理）

第二节　带下病

带下量明显增多或减少，色、质、气味异常，伴全身或局部症状者称为带下病。广义的带下病泛指妇产科疾病，以其发生在带脉以下，故称"带下"。狭义的带下病专指妇人阴中流出黏液，如涕如唾，多因带脉失约所致者。究其病因，《医宗金鉴》云："五色带下，皆从湿化。"《傅青主女科》亦云"带下俱是湿证"。高度一致地概括了带下病的致病因素及病理实质：带下皆是湿邪致病，因带脉失约而致。罗颂平认为，带下病的病因包括内因和外因，外因多为外湿或感染邪毒，内因多责之于脾肾不足、肝郁，且因内致病者常与月经病、杂病并见，也可与内科杂病合病。罗颂平认为对于带下病的辨证应落实到具体的脏腑，治疗应以健脾除湿为基本原则；用药方面强调三因制宜，选方用药轻灵，注意固护真阴；愈后需注意调和脏腑功能，以防复发。

一、治疗原则

1. 治带重在祛湿

带下病多因湿邪致病，加之岭南地区为多湿之地，湿邪一年四季皆可作祟致病。罗颂平认为治疗带下病重在祛湿。湿邪留滞体内日久易化热，故祛湿药物多选用清热祛湿之品，如茵陈、车前草、蒲公英、败酱草之类。然湿邪有内外之别，内湿主要责之于脾。带下属液，本来源于脾所运化的水谷精微。脾主运化，喜燥恶湿；若脾失健运，或脾阳失温煦，无力升提，则带下量多。健脾药物多选用苍术、白术、茯苓、炒白扁豆等既能健脾又能祛湿之品。

2. 善用南药，用药轻灵

女性因经、孕、产、乳所伤，常不足于血，罗颂平用药轻灵，固护真阴，不妄用苦寒攻伐或辛温耗散之品，如黄芩、黄连、黄柏等。用药方面强调三因制宜，以轻清芳香、甘平清淡为主，既虑及女子阴柔多虚多郁多瘀之体，又兼顾岭南地区为多湿之地。罗颂平尤喜用南药布渣叶治本病。布渣叶首载于《生草药性备要》，有清暑解表、消食化痰、利湿退黄之功，带下病配合使用布渣叶可起消食导滞、醒脾开胃、健脾利湿之效。

3. 祛邪扶正止痒

带下异常的患者多伴有外阴瘙痒，痒甚可严重影响患者的日常生活。风为百病之长，清代《外科大成》指出"风盛则痒"，皮肤瘙痒与风邪关系最为密切。罗颂平亦认为风邪客于肌表，腠理失和则痒，故治带下病常予防风、白芷、钩藤以祛风止痒。久病者血虚，肌肤失于濡养亦可导致瘙痒，罗颂平则予鸡血藤以活血养血、润肤止痒。

4. 愈后调护，预防复发

带下病可单独致病，也可为妇科经、胎、产、孕及杂病中的一个症状，其病多缠绵难愈，且愈后容易复发。罗颂平教授治疗带下病在临床症状消失后，还注意辨证调和脏腑功能，或补肾，或健脾，或疏肝，或补肺，以防其复发。

（雷洁莹　整理）

二、医案举隅

医案①

黄某，女，25岁，已婚。因"反复阴痒3年"于2019年12月30日初诊。

患者2016年起反复阴痒，性生活后加重，多次外院查白带常规均未见明显异常，曾见豆腐渣样白带，曾用达克宁栓等治疗效果不佳。现白带量多，色白，质稀，有异味，无豆腐渣样，阴痒明显。末次月经：2019年12月4日，6天干净，量中等。平素怕冷，晨起有口干口苦，纳眠可，二便正常。舌淡红，苔白，脉细。原发性不孕病史3年。

辅助检查：2019年10月17日外院查白带常规：清洁度2度。2019年10月18日外院测宫颈人乳头瘤病毒阴性。2019年10月21日外院宫颈薄层液基细胞学检查无明显异常。支原体、衣原体阴性。

西医诊断：慢性阴道炎，女性原发性不孕症。

中医诊断：带下过多，阴痒，不孕症。

辨证：脾虚湿蕴。

治法：健脾祛湿，疏风止痒。

处方：苍术 15g，白术 15g，茯苓 15g，炒白扁豆 15g，白芷 10g，车前草 15g，鸡血藤 30g，牛膝 15g，钩藤 15g，防风 10g，败酱草 15。14 剂，水煎服，每日 1 剂。

中成药：①红核妇洁洗液，每次 50mL，加 1500mL 温水稀释，坐浴 10 分钟，每天 2 次。②苦参凝胶，每次 1 支，每晚 1 次，外用塞阴道。

二诊（2020 年 1 月 20 日）：患者阴痒减轻，带下量减少，色白，质中，无异味。末次月经：2020 年 1 月 7 日，6 天干净，量中等。仍诉怕冷，腰酸，晨起口苦，无口干，纳眠可，二便正常。舌淡红，苔白，脉细弦。

辅助检查：白带常规示清洁度 2 度，细菌性阴道病（一）。

辨证：脾虚湿蕴，肾虚肝郁。

治法：健脾祛湿，补肾疏肝。

处方：熟党参 15g，桑寄生 20g，续断 15g，山药 15g，覆盆子 15g，菟丝子 20g，黄芪 15g，白术 15g，素馨花 10g，郁金 20g，苍术 15g，甘草 6g。14 剂，水煎服，每日 1 剂。

中成药：①红核妇洁洗液，每次 50mL，加 1500mL 温水稀释，坐浴 10 分钟，每天 2 次。②保妇康栓，每次 1 粒，每晚 1 次，外用塞阴道。

按语

带下量明显增多，色、质、气味发生异常改变，或伴全身、局部症状明显者称为带下病。相当于西医学的阴道炎、宫颈炎、盆腔炎、妇科肿瘤等引起的带下量增多，可伴阴痒。本例患者曾行各项相关检查均未见明显异常，其病因不明确，治疗棘手。《傅青主女科》云："夫带下俱是湿症。"罗颂平认为带下病以湿邪致病为主，故缠绵难愈，反复发作。然湿有内外之分，外湿指外感湿热之邪，如经期涉水，感受寒湿，或产后胞脉空虚，湿毒邪气外袭；内湿多责之脏腑气血功能失调，如脾虚运化失职，肾阳虚水湿内停，阴虚复感湿热之邪均可导致内湿的产生。本例患者病程长，考虑后天失养，脾虚运化失职，致水湿内停而致本病，脾虚中阳不振故怕冷。治疗以健脾祛湿为主，拟完带汤加减。苍术、白术健脾燥湿，茯苓、炒白扁豆健脾益气；风为百病之长，客于肌肤可导致皮肤瘙痒明显，予白芷祛风除湿止痒，钩藤息风止痒，防风祛风胜湿止痒；车前草、败酱草清热祛湿止带；湿为阴邪，其性重浊黏腻，易与血相搏结，予鸡血藤补血活血固摄，牛膝活血并引药下行，直达病所。二诊患者湿邪基本已除，独留原方苍术、白术健脾祛湿，改固本扶正为主，予党参、黄芪、山药益气健脾；久病及肾，加之患者有原发性不孕，肾主生殖，菟丝子、覆盆子温肾助阳，固护冲任；桑寄生、续断补肾；久病易致肝气郁结，且肝木克脾土，予素馨花、郁金疏肝解郁，其病自愈。患者局部症状明显，加用清热祛湿止痒之品以提高疗效。

（雷洁莹　整理）

医案 ❷

胡某，女，32 岁，已婚。因"未避孕未再孕 6 年，反复带下量多 2 年"于 2019 年 12 月 30 日初诊。

患者 10 岁月经初潮，周期 29～31 天，经期 3 天，量中，色暗红，无血块，轻微痛经。末次月经：2019 年 12 月 7 日，3 天干净，量中等，轻微痛经。2017 年外院宫腔镜示子宫内膜异位症。孕 1 流产 1（2012 年人工流产 1 次）。2018 年 5 月外院行试管婴儿，移植鲜胚 2 枚，未着床。现下腹隐痛，带下量多色黄，质黏稠，无异味，无阴痒，易疲乏，怕冷，胸闷气短，有口干，无口苦，纳眠可，二便正常。舌红，苔黄，脉细。

辅助检查：2019 年 12 月 24 日外院行诊断性刮宫术，术后病理示慢性子宫内膜炎。

西医诊断：慢性子宫内膜炎，子宫内膜异位症，女性继发性不孕症。

中医诊断：带下过多，不孕症。

辨证：湿热证。

治法：清热祛湿止带。

处方：苍术 15g，白术 15g，茯苓 15g，炒白扁豆 15g，车前草 15g，茵陈

15g，鸡血藤30g，牛膝15g，布渣叶15g，败酱草15g，蒲公英15g，陈皮5g。14剂，水煎服，每日1剂。

中成药：①盆腔炎康合剂，每次15mL，每天3次。②红核妇洁洗液，每次50mL，加1500mL温水稀释，坐浴10分钟，每天2次。③苦参凝胶，每次1支，每晚1次，外用。

西药：嘱下次经期第1天开始口服多西环素，每次0.1g，每天2次，连服14天。

二诊（2020年1月15日）：现带下量减少，色淡黄，无异味，无阴痒。易上火，口干口苦，手脚凉，下腹冷感，腰酸，纳眠可，小便正常，服上药后大便日3～5次，质稀不成型。末次月经：2020年1月5日，4天干净，量较前增多，色鲜红，血块多，无痛经，轻微乳房胀痛。舌红，苔白，脉细。

辨证：肾虚血瘀。

治法：补肾活血。

处方：菟丝子20g，桑寄生20g，续断15g，女贞子15g，枸杞子15g，白芍15g，山药15g，覆盆子15g，酒黄精30g，鸡血藤30g，丹参15g，干石斛10g。14剂，水煎服，每日1剂。

中成药：坤泰胶囊，每次4粒，每天3次。

按语

带下有白带、黄带、赤白带、青带、黑带、五色带等之分，病因无外寒与热、湿与瘀、虚与实，故治带下病首当辨寒湿或湿热。岭南地区常年天气炎热潮湿。湿热是导致岭南地区带下病最常见的病因之一。湿热之邪损伤任带二脉，带脉失约，故带下量增多；湿热熏蒸，故带下色黄质稠；湿热内阻，气机运行不畅故下腹痛，胸闷气短。罗颂平教授治以止带方加减以清热利湿。方中苍术、白术健脾祛湿；茯苓、炒白扁豆健脾益气；茵陈、车前草利水清热祛湿；败酱草清热祛湿止带；蒲公英清热祛湿解毒；陈皮健脾燥湿化痰；布渣叶清热利湿化痰；湿为阴邪，其性重浊，易与血相结为病为瘀，故予鸡血藤活血养血以防变，湿去瘀化，则带下自愈；牛膝活血并引药下行，直达病所。二诊时患者湿热之邪已去，邪去正虚，治以扶正为主。患者本先天肾气不足，加之多次手术损伤，肾气亏虚益甚，肾虚虚火上炎，则口干上火，腹冷肢寒，以补肾养阴、活血养血为法调理善后。方中菟丝子、覆盆子温肾助阳，固护冲任，枸杞子、女贞子、酒黄精滋肾养阴，桑寄生、续断补肾，白芍滋补阴血，山药益气健脾，石斛滋阴清热强腰，丹参、鸡血藤养血活血。患者初诊时下腹隐痛明显，不孕，有生育要求，故经期加抗生素以抗感染，盆腔血运丰富药力集中，可增强临床疗效。

（雷洁莹　整理）

医案③

伍某，女，31岁，已婚。因"反复带下异常，阴道瘙痒半年余"于2020年5月26日初诊。

患者2019年9月开始出现外阴阴道瘙痒，带下豆腐渣样，于当地医院就诊后好转。但其后仍反复阴道瘙痒伴黄色分泌物，多次查白带常规提示念珠菌感染。曾多次服用伊曲康唑胶囊，治疗后仍反复。2019年11月19日外院查生殖道支原体培养阳性，生殖道衣原体检测阳性，予口服多西环素治疗。2020年3月10日复查支原体及衣原体均阴性。患者平素月经规律，经期5～7天，周期28～30天。末次月经2020年5月9日，5天干净，量中等。孕1产0，人工流产1次。舌尖红，苔白，脉细。

辅助检查：2020年3月10日外院查HPV阴性，液基细胞学检查正常。2020年5月17日白带常规提示清洁度Ⅳ度，念珠菌阳性。

西医诊断：复发性外阴阴道假丝酵母菌病。

中医诊断：带下过多。

辨证：脾虚湿盛证。

治法：健脾祛湿止带。

处方：苍术15g，白术15g，茯苓15g，炒白扁豆15g，薏苡仁30g，白芷10g，车前子15g，鸡血藤30g，牛膝15g，防风10g，甘草6g。14剂，水煎服，每日1剂。

中成药：苦参凝胶，每次1支，隔天1次，睡前外用，共7次。

西药：阴道用乳杆菌活菌胶囊，每次1粒，隔天1次，睡前外用，与苦参凝胶交替，共7次。

二诊（2020年6月16日）：近期偶尔外阴瘙痒，无明显豆腐渣样白带，经量减少，色白，质稠，无异味。末次月经：2020年6月5日，5天干净。现易上火，口干，无口苦，纳可，眠差，难入睡，大便不成形，矢气多，小便调，易疲倦。舌尖红，苔白，脉细。

处方：苍术15g，白术15g，茯苓15g，炒白扁豆15g，薏苡仁30g，茵陈15g，白芷10g，车前子15g，鸡血藤30g，牛膝15g，地骨皮15g，牡丹皮10g。14剂，水煎服，每日1剂。

三诊（2020年7月20日）：诉白带量多，豆腐渣样，色黄，无异味，伴肛周疼痛感，无便血。末次月经：2020年7月2日，5天净，量适中。现易疲倦，有口干，无口苦，阴道瘙痒，白带量多，色黄。纳可，眠难入睡，大便日2～3次，质软。舌尖红，苔白，脉细。

辅助检查：2020年7月20日外院白带常规示清洁度Ⅲ度，白细胞（＋＋）。

处方：苍术15g，白术15g，茯苓15g，炒白扁豆15g，白芷10g，车前草15g，鸡血藤30g，牛膝15g，布渣叶15g，防风10g，败酱草15g，甘草6g。

西药：伊曲康唑胶囊，每次0.2g，每天2次，连服3天。

（按语）

本病为复发性外阴阴道假丝酵母病（RVVC），早在《济阴纲目》中即有关于带下病反复发作的记载，"有带疾愈后一二月，或再发，半年一发"。罗颂平认为RVVC病性多虚实夹杂，正虚湿伏为其主要病机。治疗上注重祛湿，主张在RVVC缓解期根据患者体质情况辨证施治，并适当选用活血药。RVVC分发作期与缓解期，急则治其标，缓则治其本，急性期患者阴道分泌物量多，伴外阴阴道局部瘙痒。罗颂平认为治带以祛湿为先，湿邪有内外之别，内湿主要责之于脾，脾为后天之本，气血生化之源，若脾失健运，或脾阳失温煦，则带下绵绵。本例患者阴道瘙痒伴分泌物量多反复半年之久，RVVC反复发作，邪气久留则深入，久病入络，湿瘀互结，病情缠绵难愈。而湿为阴邪，日久伤阳，阳气不足则温煦推动能力减弱，病机易演变为正虚邪恋。根据中医四诊合参，辨证为脾虚湿盛证，治疗上根据本病特点在健脾祛湿的同时加用化瘀通络之品，故方以完带汤加减，白术、苍术健脾益气燥湿，茯苓、薏苡仁、炒扁豆健脾益气补中，淡渗脾湿清热，车前子利水渗湿，白芷散寒除湿。清代《外科大成》中指出"风盛则痒"，皮肤瘙痒与风邪关系最为密切，故加用鸡血藤活血养血，润肤止痒，以防风祛风，渗湿止痒。牛膝引药下行，使湿除带自止，甘草健脾，调和诸药。

首诊时患者处于发作期，故予苦参凝胶及阴道用乳杆菌活菌胶囊交替阴道用药，局部缓解患者不适症状。二诊时患者阴道瘙痒缓解，但存在疲倦、便溏、多矢气之症，故在上方基础上加茵陈清热利湿，地骨皮清泄阴分伏热，牡丹皮清热凉血活血。三诊时患者再次出现阴道瘙痒症状，但查白带常规未见异常，白带量多，色黄，舌尖红，肛周涩痛。故在上方基础上重用清热利湿之药，加布渣叶及败酱草。败酱草始载于《神农本草经》，味辛苦，性微寒，具有清热解毒、消痈排脓、祛瘀止痛之功，可用治赤白带下。布渣叶首载于《生草药性备要》，为岭南草药，味甘淡、微酸涩，性凉，具有清暑解表、消食化痰、利湿退黄之功，民间常用布渣叶煎茶饮，有解渴、消食、开胃之用，被誉为"山茶叶"。因岭南地区多湿、多热、多滞、多积，配合布渣叶可以起到消食导滞、醒脾开胃、健脾利湿之效。配合阴道局部纳药意在RVVC缓解期巩固治疗，预防复发。后依此方加减巩固治疗。

（阮丽君　整理）

医案④

杜某，女，29岁，已婚。因"带下量多两月余"于2013年1月31日初诊。患者于2012年10月始自觉带下量多，色黄，有异味，间有阴痒，下腹隐痛不适,腰酸,在当地医院诊断为盆腔炎,予中药口服配合中医盆腔综合治疗,症状稍改善。现左下腹隐痛不适,腰部酸痛,无尿频、尿急、尿痛,白带稍多,色黄,有异味,间有阴痒,纳可,夜寐安,二便调。14岁月经初潮,月经周期规律,持续7天干净,经量适中,色暗红,血块较多,痛经,腰酸,乳胀。末次月经:2013年1月30日,未净,量适中,色暗红,血块较多,痛经,腰酸,乳胀。有生育要求,孕1流产1(2010年10月孕1个月余自然流产,行清宫术)。舌红,苔薄黄,脉细。

辅助检查:2012年10月22日盆腔B超示子宫大小正常,肌层回声不均,子宫肌瘤22mm×20mm,子宫内膜厚10mm,子宫直肠窝少量积液。阴道分泌物检查示白细胞(+++),上皮细胞(+++),清洁度Ⅳ,细菌性阴道病(+)。

西医诊断:细菌性阴道炎,女性慢性盆腔炎,子宫平滑肌瘤。

中医诊断:带下过多,癥瘕。

辨证:湿热证。

治法:清热祛湿,行气健脾。

处方:粉萆薢15g,泽泻15g,车前草15g,茯苓15g,苍术15g,茵陈15g,蒲公英15g,益母草30g,炒白扁豆15g,白术15g,广藿香10g,醋香附10g,大腹皮10g。7剂,水煎服,每日1剂。

中成药:盆炎康合剂,每次15mL,每日3次。加味双柏油膏,每日1贴,每日1次,外敷腹部。

在此方基础上加减调治1个月,复查白带常规无异常。之后行健脾祛湿,活血补肾助孕之法。

处方:熟党参15g,桑寄生20g,续断15g,山药15g,菟丝子20g,白术15g,丹参15g,鸡血藤30g,苍术15g,延胡索15g,路路通15g,粉萆薢15g。

中成药:桔荔散结片,每次6片,每日3次。助孕丸,每次6g,每日3次。

患者下腹疼痛明显改善，无腰酸，白带不多，纳眠可，二便调。

二诊（2013 年 4 月 17 日）：患者输卵管造影术提示双侧输卵管炎，尚通畅。现时有下腹隐痛不适，稍腰酸，白带稍多，色黄，无异味，少许阴痒，纳眠可，舌淡红，苔白，脉弦细。

处方：熟党参 15g，桑寄生 20g，续断 15g，山药 15g，盐菟丝子 20g，白术 15g，醋香附 10g，广藿香 10g，苍术 15g，三七 10g，广东王不留行 15g，路路通 15g。

中成药：加味双柏油膏，每日 1 贴，每日 1 次，外敷腹部。

根据月经周期予以上处方加减治疗，定期监测排卵，指导患者适时同房。

三诊（2013 年 7 月 15 日）：患者自测尿妊娠试验阳性，末次月经 2013 年 6 月 3 日。自觉恶心，无腹痛，无阴道流血，稍腰酸，纳可，眠欠佳，小便频，舌淡红苔白，脉细滑。血人绒毛膜促性腺激素 β 亚基 62350.5mIU/mL，孕酮 59.7nmol/L。盆腔 B 超示子宫增大，子宫肌瘤 35mm×28mm，宫内妊娠约 6 周，胚胎存活。

西医诊断：妊娠合并子宫肌瘤。

中医诊断：胎动不安。

辨证：气虚血瘀。

治法：健脾补肾，行气通络。

处方：熟党参 15g，桑寄生 20g，续断 15g，山药 15g，覆盆子 15g，菟丝子 20g，黄芪 15g，白术 15g，广藿香 10g，白芷 10g，橘核 15g，陈皮 5g。

中成药：助孕丸，每次 6g，每日 3 次。

患者以此方加减安胎至 12 周。之后随诊，于 2014 年 3 月 6 日顺产一健康女婴。

按语

广东地处岭南地区，气候炎热潮湿，易生湿热之病。带下过多临床辨证尤以湿热致病者多见。患者初诊时辨证为湿热证，治以止带方加减。方中车前子、茵陈清热祛湿，蒲公英清热解毒祛湿，白术、苍术健脾祛湿止带，茯苓、炒白扁豆健脾扶正和中，泽泻利水渗湿止带，大腹皮行气宽中、利水除满。患者初诊时正值经期，予益母草清热活血调经，香附疏肝理气，调经止痛。粉萆薢，又名黄草薢，味辛、微苦，性平，主产于广东、广西、浙江等地，有利湿去浊、祛风止痒的功效。藿香辛，微温。归脾、胃、肺经，广藿香为广东道地药材，罗颂平临证喜用广藿香以化湿健脾。鲜藿香的嫩茎叶还可凉拌、炒食、炸食，也可做粥，为野味之佳品，是广东地区常用的药食同源的药材，善于清化暑湿之邪而不伤阴津，暑月湿热蒸腾之际尤为适用。患者素体脾虚，脾虚运化失司，水谷精微不能上输以化血，水聚成湿，流注下焦，伤及任带二脉，该病主要病机是正气未复，余邪未尽，气虚运血无力，致气机不畅，瘀血痰湿阻滞，蕴结胞宫、胞脉，反复进退，耗伤气血，缠绵难愈。属本虚标实，虚实夹杂之证。患者初诊以清热健脾祛湿，活血调经以治其标，湿热已去，后以标本同治立法，以健脾补肾治其本。予党参益气健脾补虚，桑寄生、续断补肾固本，山药益气健脾，菟丝子温补肾阳，丹参、鸡血藤养血活血，延胡索活血行气止痛，路路通祛风除湿、利水通经。患者有子宫肌瘤病史，二诊仍有下腹隐痛，加三七、王不留行加强化瘀活血止痛之功。患者孕后仍谨守此法，扶正祛邪兼顾，加用黄芪补气益精安胎，覆盆子益肾温阳固精，橘核理气散结止痛，陈皮理气健脾化湿，白芷散寒除湿，使脾肾健旺，任通冲盛，胎孕乃成。

（郑泳霞　整理）

第三节　妊娠病

妊娠期间发生与妊娠有关的疾病称妊娠病。妊娠病不但影响孕妇的健康，还会妨碍胎儿的正常发育，甚至造成堕胎小产，因此必须注意平时的预防和发病后的调治。临床常见的妊娠病有妊娠恶阻、妊娠腹痛、胎漏、胎动不安、滑胎等。

妊娠病的病因有素体虚弱，气血不足，外感六淫，情志内伤，劳逸过度，房事不节，跌仆闪挫等。妊娠恶阻的主要病机是冲气上逆，胃失和降，常见病因为脾胃虚弱，肝胃不和，若病情渐进可发展为气阴两虚之恶阻重证。胎漏、胎动不安、滑胎的主要病机均是冲任损伤，胎元不固。病因有母体与胎元两方面，母体方面有肾虚、气血虚弱、血热、血瘀及父母精气不足等。胎元方面因父母之精气不足，两精虽然能合，但胎元不固或胎元有所缺陷，胎多不能成实。此外，孕母不慎为跌扑所伤，或误食毒药毒物，或因癥疾，或孕后而患他病，或因胞宫病变，亦可影响母体气血或直伤胎元，引起胎漏、胎动不安及滑胎。妊娠腹痛的病机是胞脉阻滞，气血运行不畅，不通则痛或气血不荣，胞脉失养，运行不畅，不荣则痛。

一、治疗原则

罗颂平从事中医妇科调经、助孕、安胎40余年，尤其在复发性流产的临床和基础研究方面，硕果累累。她治疗妊娠病以补肾健脾养血为法，先后天同补，对于肾虚血瘀型胎漏胎动不安，在补肾安胎的基础上灵活使用活血化瘀法，使瘀去新生，瘀去胎安，治病与安胎并举。选方用药平和，结合地域特点，善用南药，同时，注重心理疏导及生活调护指导。

1. 安胎重在补肾健脾养血

罗颂平认为安胎之要，重在补肾健脾养血。对于胎漏、胎动不安、滑胎者，主要以补益肾脾、补益气血为基础，尚需辨别有无阴虚、血瘀、血热等情况。宜辨病与辨证结合，补虚攻实。补虚主要是针对脾肾亏虚、气血不足，治以先后天兼顾、气血同补；滋肾补肾，固摄先天之精；健脾养血，补益后天气血；常用寿胎丸加党参、黄芪、白术、陈皮、炙甘草等；兼阴虚，常合二至丸、黄精、石斛等；兼血热常伍地骨皮；兼肝郁常伍合欢花、素馨花等。攻实主要针对血瘀癥瘕，治以活血化瘀、行气散结，对于宫腔积血者，在补肾安胎基础上常用丹参、鸡血藤、三七粉（吞服）活血养血，祛瘀止血；对于子宫肌瘤者在补肾安胎基础上常用橘核、荔枝核软坚散结，既消癥又不伤气血。中成药常用滋肾育胎丸或助孕丸，自拟安胎养血膏方以便患者服用。

2. 孕前培本是关键，补肾健脾固根基

罗颂平认为，孕前良好的身体状况是预防孕后疾病发生的关键，阴平阳秘，精神乃治。培本是孕前调治身体的关键，脾肾是生命的水土，是孕育之本。在补肾的同时一般都要适当加入健脾的中药。傅青主认为脾非先天之气不能生，肾非后天之气不能化。肾为先天之本，脾为后天之本，补益后天可以助先天。健脾药物多选用四君子汤健脾益气，一方面有助于补益肾气，另一方面脾胃为气血生化之源，脾胃功能健运，才能更好地运化药物达到补肾的作用，运化食物生成气血，气血旺盛才能冲任充盛。治疗上根据不同的证型，结合周期疗法进行辨证论治，但以补肾健脾固根基为基础。对于屡孕屡堕，或高龄不孕，体外受精，胚胎移植反复胎停，表现为腰酸膝软，头晕耳鸣，面色晦暗，舌淡暗或有齿印，脉沉细尺弱，辨证为肾虚、脾肾两虚的患者，治以补肾健脾，益气养血，固摄冲任为法；经后期滋肾养血，常用归肾丸加减，常配合自拟膏方如养血育麟膏、调经养血膏；经间期温肾助阳，调理肝脾，促阴阳转化，常用定经汤加减；经前期平补肾气，固摄冲任，常用寿胎丸加减，配合院内制剂助孕丸或中成药滋肾育胎丸；月经期养血调经，常用四物汤加减。对于屡孕屡堕，月经先期量少，经色鲜红，口干口苦，烦躁失眠，大便秘结，舌红或边尖红，苔黄或少苔，脉弦滑数，辨证为阴虚血热者，治以滋阴清热，养血调冲为法；经后期滋阴养血，常用两地汤加减，配合自拟膏方养血育麟膏；经间期养阴清肝，常用丹栀逍遥散合二至丸加减；经前期养阴清热，常用二至丸合寿胎丸加减，配合自拟膏方滋阴养血膏；月经期凉血活血，常用两地汤合四物汤加减。

3. 补肾活血安胎，治病与安胎并举

子宫肌瘤、子宫腺肌病、卵巢子宫内膜异位囊肿、子宫内膜息肉等均属于癥瘕范畴。子宫腺肌病、子宫内膜异位症患者妊娠后，自然流产的概率增加。子宫肌瘤随着妊娠后雌激素、孕激素水平的升高而增长加速，也会对妊娠产生不利影响。孕前须考虑"癥瘕碍胎"的问题，积极治疗，活血化瘀，

消癥散结，控制其增长，减少对妊娠的影响。妊娠合并癥瘕者早孕阶段以安胎为主。定期复查 B 超，若子宫肌瘤增大，治疗以固冲安胎，消癥散结为法，中药以寿胎丸合四君子汤加减补肾益脾，固冲安胎，加橘核、荔枝核、风栗壳、丹参、鸡血藤等消癥散结，活血养血。橘核、荔枝核属于岭南中药，理气散结；配合鸡血藤、丹参活血养血，对于体质柔弱，又患癥瘕积聚，虚实夹杂，不任峻攻的孕妇特别适合。中孕阶段，治病与安胎并举，预防肌瘤变性，以行气软坚散结为主，在上药的基础上可加香附、鳖甲、鸡内金等。用药慎重，勿伤胎气。

早期妊娠的部分孕妇 B 超检查可发现绒毛膜下积血，有的有阴道流血，有的却无。罗颂平认为先兆流产合并绒毛膜下血肿的病机为脾肾两虚，兼有血瘀，治疗中应注重培补脾肾，兼活血止血，强调结合疾病发展的不同阶段遣方用药，活血药物可选用三七、丹参等平和之品，化瘀止血，用量宜少，中病即止。

4. 善用南药， 选药平和

岭南气候炎热潮湿，罗颂平认为岭南地区之人多阴虚、脾虚、湿热，脾虚湿困，运化失司，虽阴虚，但滋阴容易助湿，祛湿容易伤阴，呈现虚不受补的状态，故遣方用药时须考虑到岭南地域特点及人之体质特征，针对岭南湿热、痰湿较盛的特点，常选用岭南特有之广藿香、新会陈皮、化州橘红等药物化湿、理气、祛痰。针对广东人偏于柔弱、消瘦，体质以阴虚、气虚或气阴不足居多，不宜峻补的特点，常用西洋参、五指毛桃、沙参、玉竹、石斛等清润之品补益气阴。罗颂平强调慎用苦寒药物，如黄芩、黄连、黄柏等，因苦寒之品易败胃伤阴。

5. 注重心理疏导及生活调护

在采用药物治疗的同时，罗颂平还注重对患者进行心理疏导。滑胎的患者有既往疾病的阴影，多数孕后有紧张焦虑的情绪。过度的紧张焦虑可以导致神经－内分泌－免疫失调，造成自然流产。保胎重在养心，心境平和愉悦才有利于妊娠的顺利进展。她常嘱咐患者的生活调护事项：多卧床休息，避免劳累、负重、跌仆、外感；慎戒房事，以免伤动胎气；饮食清淡，避免生冷寒凉或辛燥动血；避免使用妊娠禁忌药。

（刘昱磊　整理）

二、医案举隅

1. 妊娠合并宫腔积血

医案 ①

蔡某，女，39 岁。因"孕 7 周 6 天，B 超发现宫腔积液 6 天，腹痛 2 天"于 2019 年 5 月 14 日初诊。末次月经 2019 年 3 月 17 日，6 天净。量多，色红，有血块、痛经。现恶心干呕，晨起明显，疲倦乏力，无阴道流血，近 2 日有腹痛，无腰酸，无口干口苦，纳可，眠一般，易醒，二便调。舌淡红，苔白，脉细。

辅助检查：2019 年 5 月 8 日彩超示宫内妊娠约 7 周（孕囊 21mm×9mm，可见胚芽及卵黄囊回声，胚芽长 5.7mm），可见心管搏动，孕囊旁液性暗区（12mm×8mm），子宫肌瘤声像（底前壁 26mm×19mm）。2018 年 5 月 14 日查人绒毛膜促性腺激素 β 亚基 87449IU/L，孕酮 174.1nmol/L。

西医诊断：妊娠合并绒毛膜下血肿，子宫平滑肌瘤。

中医诊断：妊娠腹痛，癥瘕。

辨证：脾肾两虚兼血瘀证。

治法：补肾健脾，活血止血，固冲安胎。

处方：熟党参 15g，桑寄生 20g，续断 15g，山药 15g，覆盆子 15g，菟丝子 20g，黄芪 15g，白术 15g，侧柏炭 10g，阿胶珠 2 包，陈皮 5g，鸡血藤 30g。7 剂，水煎服，每日 1 剂。

中成药：滋肾育胎丸，每次 5g，每日 3 次。

二诊（2019 年 5 月 21 日）：现易疲乏，乳胀，易上火，稍口干，无口苦，稍恶心，晨起明显，无阴道流血，无下腹痛，无腰酸，纳可，眠早醒，大便难解，小便可。舌淡红，苔黄，脉细滑。2019 年 5 月 21 日彩超示宫内妊娠约 8 周，可见心管搏动，孕囊 37mm×27mm，胚芽 20mm，宫腔内少许积液（30mm×13mm），子宫肌瘤声像（26mm×20mm）。辨证治法同上。

处方：枸杞子 15g，桑寄生 20g，续断 15g，山药 15g，覆盆子 15g，菟丝子 20g，侧柏炭 10g，白芍 15g，墨旱莲 15g，女贞子 15g，阿胶珠 2 包，鸡血藤 30g。7 剂，水煎服，每日 1 剂。

中成药：助孕丸，每次 6g，每日 3 次。

电话回访，患者诉经过治疗后，孕 3 个月复查 B 超无宫腔积血，2019 年 12 月顺产 1 子，体健。

按语

妊娠期间引起腹痛的原因很多，妊娠早期首先要排查是否存在异位妊娠，排除异位妊娠后结合腹痛的位置、程度及伴随症状鉴别是否属于胎动不安、堕胎、小产、妊娠期卵巢黄体破裂、妊娠合并卵巢囊肿蒂扭转、妊娠合并急性阑尾炎等。胎动不安引起的妊娠腹痛是治疗的重点。

患者 39 岁，既往孕 6 周胚胎停育 1 次，子宫肌瘤，本次妊娠 7 周 B 超见胎心，发现宫腔积血 12mm×8mm，子宫肌瘤声像底前壁 26mm×19mm。偶有腹痛，诊断明确，属于妊娠合并绒毛膜下血肿导致的妊娠腹痛。此种腹痛以脾肾两虚为本，血瘀为标。肾主生殖，冲任之本在肾，胞络系于肾，肾气不足或肾精亏损均可导致冲任不固，胎失所系，导致胎漏、胎动不安。或肾阴不足，虚热上扰，热扰冲任，损伤胎气导致胎漏、胎动不安。脾虚运化失司，气血生化不足，不能荣养、摄纳胎儿导致胎动不安。绒毛膜下血肿积存在胞宫不能排出，属于血瘀证范畴。

瘀血既是病理产物，又是重要的致病因素。瘀血不去，新血不生，血不归经，可以导致反复阴道流血，呈咖啡色，可见血块夹杂其中，瘀血阻滞胞脉胞络，可导致小腹疼痛，严重者可导致堕胎、小产。本患者既往有子宫肌瘤，孕前宿有癥瘕，孕后 B 超发现绒毛膜下血肿。子宫肌瘤及宫腔积血都属于中医瘀血范畴。故治疗宜在补肾健脾的基础上配合活血化瘀之法，从而达到治病而无动胎之弊的目的。补肾可选用菟丝子、续断、桑寄生、覆盆子、金樱子等补肾固冲安胎；益气健脾可选用黄芪、党参、白术等补气安胎；活血化瘀药宜选用平和之品，如丹参、鸡血藤、三七粉等，养血活血，化瘀止血；止血可配伍侧柏炭收涩止血、阿胶珠养血止血。

罗颂平强调要根据疾病发展的不同阶段用药。阴道流血量多，色鲜红时以健脾固肾为主，配合仙鹤草、阿胶等安胎止血药物，待阴道出血量减少，转为暗红色时可考虑在补肾健脾安胎的基础上，配合少量活血药物，可选用有活血止血功效的药物如三七粉，养血活血功效的药物如丹参、鸡血藤。以上药物活血不伤血，在妊娠期可选用。

用药期间，应严密观察患者阴道出血的情况，服药后有可能阴道流血较前增多，但若为暗红色则考虑为瘀血排出的情况，动态监测血β-HCG、雌二醇、孕酮及B超了解胚胎发育情况。临床观察绒毛膜下积血自阴道排出后可较快使血肿消失，明显缩短病程。若阴道出血为鲜红色，考虑有新鲜出血可能，在辨证的基础上可选择加仙鹤草凉血止血、阿胶养血止血等。

在临床中，经常遇到患者精神紧张、焦虑导致妊娠腹痛，妊娠腹痛又加重患者的焦虑紧张，造成恶性循环。在治疗上罗颂平多在寿胎丸基础上加入芍药甘草汤或柴胡、白芍疏肝解郁；睡眠欠佳者加入茯神、远志，健脾化痰；钩藤、素馨花疏肝安神。芍药甘草汤有助于养肝柔肝，现代研究显示其有利于缓解子宫平滑肌痉挛，缓解焦虑情绪。

（刘昱磊　整理）

医案②

龙某，女，32岁，因"孕12周，B超发现孕囊旁积液16天"于2019年8月12日初诊。

患者平素月经规律，末次月经2019年5月13日，7天干净。妊娠早期因监测β-HCG上升不理想，于外院口服美卓乐、赛能、达芙通等药物，皮下注射肝素钠及静脉注射免疫球蛋白治疗。2019年7月27日因B超发现孕囊旁边缘性暗区，停用肝素、免疫球蛋白。刻下症见偶有下腹隐痛，腰酸，双胁肋部疼痛，无阴道流血，近几日偶有饭后恶心呕吐，疲倦乏力，较急躁，口干口苦，头晕，心悸，纳一般，眠差，眠浅梦多，二便调。食生冷蔬果容易大便稀。既往有慢性结肠炎病史。舌淡红，苔白，脉细。

辅助检查：2019 年 7 月 27 日 B 超示宫内早孕 9 周，胚胎长约 36mm，可见心管搏动，孕囊旁边缘性暗区 24mm×6mm。2019 年 7 月 31 日 B 超示宫内早孕 10 周，头臀长约 24mm，可见心管搏动，孕囊旁边缘性暗区 20mm×7mm。2019 年 8 月 7 日 B 超示宫内早孕 11 周，颈项透明层厚度 0.8mm，胎囊旁下方可见液性暗区 25mm×13mm×5mm。2019 年 8 月 6 日人绒毛膜促性腺激素 β 亚基 138696mIU/mL，孕酮 37.3ng/mL，雌二醇 1356pmol/L。

西医诊断：妊娠合并绒毛膜下血肿。

中医诊断：胎动不安。

辨证：脾肾两虚证。

治法：补肾健脾安胎。

处方一：菟丝子 20g，桑寄生 20g，续断 15g，熟党参 15g，续断 15g，阿胶珠 2 包（烊化），白术 15g，山药 15g，覆盆子 15g，陈皮 5g，侧柏炭 10g，芡实 15g。7 剂，水煎服，日 1 剂。

处方二：阿胶 9g（烊化），人参 10g，石斛 10g，陈皮 5g。7 剂，炖服，日 1 剂。

二诊（2019 年 8 月 19 日）：患者无阴道流血，偶有下腹隐痛，诉服中药后精神疲倦较前好转，四肢乏力、双胁肋胀痛明显减轻，仍有恶心呕吐，饥饿时及饭后明显，呕吐 1～2 次/日，量较多，纳差，眠浅梦多，小便频。痰多，色白，易咳出，偶有咳嗽，无咽痒咽痛，无鼻塞流涕，偶有头晕心悸。舌淡红，苔白，脉细。2019 年 8 月 18 日 B 超示宫内妊娠 13 周，孕囊旁液性暗区 25mm×7mm×3mm。治法同前。

处方：菟丝子 20g，桑寄生 20g，续断 15g，枸杞子 15g，女贞子 15g，墨旱莲 15g，党参 15g，白芍 15g，山药 15g，覆盆子 15g，陈皮 5g，侧柏炭

10g，阿胶珠 2 包（烊化），仙鹤草 15g。7 剂，水煎服，日 1 剂。

中成药：助孕丸，每次 6g，每日 3 次。

三诊（2019 年 8 月 27 日）：患者无阴道流血，恶心呕吐，纳差，偶腹痛，有腰酸、头晕、胃痛，咽中有痰，上火，口干口苦口淡，口腔溃疡，疲乏，眠可，易便溏，小便可。舌淡红，苔白，脉细滑。2019 年 8 月 24 日 B 超示宫内妊娠 14 周，活胎。

辨证：肾气不足，脾胃失和。

治法：补肾安胎，健脾和胃。

处方：菟丝子 20g，桑寄生 20g，续断 15g，枸杞子 15g，女贞子 15g，紫苏梗 10g，白芍 15g，山药 15g，地骨皮 10g，陈皮 5g，甘草 6g，砂仁 6g（后下）。7 剂，水煎服，日 1 剂。

随访至 2019 年 11 月，患者查三维彩超示宫内妊娠 24 周，单活胎，脐动脉血流频谱值在正常范围。

按语

妊娠合并绒毛膜下血肿为妊娠期常见病、难治病，不及时治疗容易引起子宫收缩排胎、宫内感染、孕晚期胎盘早剥等严重并发症。罗颂平认为本病的主要病机为脾肾两虚。《难经》曰："肾与胞宫相系。"肾为先天之本，主生殖、藏精，胞胎所养皆赖先天肾精滋养和肾气的强固。《医学衷中参西录》云："男女生育皆赖肾气作强，肾旺自能萌胎。"《女科经纶》曰："女之肾脉系于胎，是母之真气，子之所赖也，若肾气亏损，便不能固摄胎元。"此皆说明肾乃胎元稳固之本。肾亦为冲任之本，肾虚冲任失固，则胎失所养。《万氏妇人科》云："脾胃虚弱不能管束其胎，气血素衰不能滋养其胎。"脾虚气弱，化源不足，气虚胎失所载，血虚胎失所养，胎元不固而病胎漏、胎动不安。故补肾健脾、和血止血缺一不可。

该例患者的辨证要点为妊娠期间出现下腹隐痛、腰酸、疲倦乏力、头晕、心悸、易便溏、脉细，一派脾肾不足之征象，罗颂平以补肾健脾、和血止血为法，寿胎丸合四君子汤为补肾健脾基本方，佐以常用的补肾健脾药对山药、覆盆子，补肾固精、补脾止泻之芡实，收涩止血之侧柏炭、理气和胃之岭南道地药材陈皮，辅以补气养阴、固冲止血之剂炖服，全方补肾健脾，固冲安胎，标本同治，可获理想疗效。

（冯倩怡　整理）

医案③

陈某，女，29岁，已婚。因"停经34天，下腹隐痛伴腰酸3天"于2014年5月6日初诊。

患者既往月经规律，13岁月经初潮，5～7/28～32天，量适中，色红，有少许血块。末次月经：2014年4月2日，量适中，色红。孕2产0流产1（2013年11月因孕6周胎停行清宫术）。近3天出现下腹隐痛不适，无阴道出血，久坐易腰酸，晨起口苦，食后易恶心呕吐，乏力，胃纳稍差，眠可，二便调，舌淡边有齿印，苔白，脉细滑。

辅助检查：2014年5月5日查人绒毛膜促性腺激素β亚基5832IU/L，孕酮144.4nmol/L。

中医诊断：胎动不安，异位妊娠。

辨证：脾肾两虚。

治法：健脾补肾安胎。

处方：熟党参15g，桑寄生20g，续断15g，山药15g，覆盆子15g，芡实15g，盐菟丝子20g，黄芪15g，白术15g，阿胶12g（烊化），陈皮5g，砂仁6g（后下）。7剂，每日1剂，水煎服。

中成药：滋肾育胎丸，每次6g，每日3次。

二诊（2014年5月21日）：停经49天。2014年5月20日查血孕酮124.7nmol/L，人绒毛膜促性腺激素β亚基107348IU/L，雌二醇3435pmol/L。盆腔B超示宫内妊娠约7周，可见心管搏动，孕囊35mm×21mm，胚芽9mm，宫腔内尚可见分离性液性暗区42mm×16mm，内透声欠佳。现左下腹隐痛不适，无腰酸，无阴道流血，无肛门坠胀感，恶心呕吐，胃纳一般，梦多，小便调，大便偏硬，舌暗苔白，脉弦细滑。

西医诊断：妊娠合并绒毛膜下血肿。

中医诊断：胎动不安。

辨证：脾肾两虚兼血瘀证。

治法：补肾健脾，活血安胎。

处方：熟党参15g，桑寄生20g，续断15g，山药15g，覆盆子15g，盐菟丝子20g，白术15g，三七粉3g（冲服），丹参15g，鸡血藤30g，石斛10g，麦冬10g。14剂，每日1剂，水煎服。

中成药：助孕丸，每次6g，每日3次。

三诊（2014年6月4日）：孕9周，现间有腹痛，腰酸，无肛门坠胀感，无阴道流血，口干口苦，恶心欲吐，纳眠可，小便调，大便稍干，舌淡红，苔白，脉细滑。2014年6月2日查血人绒毛膜促性腺激素β亚基176101IU/L，孕酮165.5nmol/L，雌二醇5454pmol/L。2014年6月4日盆腔B超示宫内妊娠约9周，可见胎心，宫腔少量积液15mm×12mm。诊断同前，属脾肾两虚兼血瘀证，治以补肾健脾，活血安胎。

处方：熟党参15g，桑寄生20g，续断15g，山药15g，金樱子肉15g，菟丝子20g，黄芪15g，白术15g，三七粉3g，丹参15g，鸡血藤30g，陈皮5g。12剂，每日1剂，水煎服。

中成药：助孕丸，每次6g，每日3次。

四诊（2014年6月25日）：孕12周，现无腹痛，间有少许腰酸，无肛门坠胀感，无阴道流血，稍恶心，纳眠可，二便调，舌淡红苔白，脉细滑。2014年6月20日，颈项透明层厚度检查示宫内妊娠11周，胎儿存活，胎儿颈部半透明膜厚度1.1mm。

辨证：脾肾两虚。

治法：补肾健脾安胎。

处方：熟党参15g，桑寄生20g，续断15g，山药15g，金樱子肉15g，菟丝子20g，黄芪15g，白术15g，陈皮5g。7剂，每日1剂，水煎服。

中成药：助孕丸，每次6g，每日3次。

建议转产科门诊检查。于2015年2月12日顺产一健康男婴。

按语

罗颂平教授认为，妊娠合并绒毛膜下血肿属中医"胎漏""胎动不安"范畴，主要病机是脾肾亏虚，冲任损伤，胎元不固。《女科经纶》曰："女之肾脉系于胎，是母之真气，子之所赖也。"《医宗金鉴》曰："若冲任二经虚损，则胎不成实。"《傅青主女科》谓："妊娠小腹作痛，胎动不安……人只知带脉无力，谁知是脾肾之亏乎。夫胞胎虽系于带脉，而带脉实关于脾肾。脾肾亏损，则带脉无力，胞胎则无以胜任矣。"脾肾亏虚，系胎无力，胎元不固，发为胎动不安。

宫腔积血属"离经之血""瘀血"，血不归经，作为病理产物存在，不但影响阴血下聚养胎，而且耗血伤胎。肾虚冲任不固，脾失统血，导致血不循经，离经之血停留于胞中成积液，胞中气血失和，阻碍胎元生长。《傅青主女科》曰："脾肾亏则带脉急，胞胎所以下坠之状也。然则胞胎之系，通于心与肾，而不通于脾，补肾可也，何故补脾？然脾为后天，脾非先天之气不能化，肾非后天之气不能生，补肾而不补脾，则肾之精何以遽生也？是补后天之脾，正所以补先天之肾也；补先后二天之脾与肾，正所以固胞胎之气与血。脾肾可不均补乎？"故罗颂平紧扣脾肾亏损，带脉无力，胞胎无以胜任之病机，以寿胎丸合四君子汤为主方，健脾补肾，使先天生后天，后天养先天，补先后天之肾脾，固胞胎之气血，气血旺盛而胎元内有所养，其胎可安。方中党参、山药、黄芪、白术健脾养胃，益气和中，使气旺以载胎，助生化之源。菟丝子、桑寄生、续断补益肝肾，固摄冲任，肾旺以萌胎。该病病机属本虚标实，治疗应当标本兼顾，以补肾健脾安胎，祛瘀止血为大法，故加三七、鸡血藤、丹参以活血化瘀止血，从而使邪祛正安。丹参性苦微寒，具有活血化瘀、祛瘀生新之效。《妇人明理论》曰："四物汤治妇人病，不同产前产后，经水多少，皆可通用。唯一味丹参散，主治与之相同。盖丹参能破宿血，补新血，安生胎，落死胎，止崩中漏下，调经脉，其功大类当归、地黄、芎䓖、芍药故也。"鸡血藤性苦甘涩，温而不烈，性和缓，苦入心，甘入脾，心生血，脾为气血生化之源，温能生发、能通行，涩能固摄收敛，故具有活血化瘀止血，补而不留瘀之功效。鸡血藤偏温补，丹参偏凉开，两者配伍，一温一凉，一升一补，相反相成，其效相得益彰。三七功善止血，又能祛瘀，有止血不留瘀，化瘀不伤正的特点，故能去胞宫宿血以安胎。此三药均有活血化瘀之功，故中病即止。

（郑泳霞　整理）

2. 胎漏、胎动不安

医案 ①

欧某，女，36岁，已婚。因"停经34天，阴道有少量褐色分泌物4天，反复胚胎停育4次"于2020年1月8日就诊。

患者平素月经规律，6～7/28～32天，7日净，量适中，色鲜红，有血块，痛经，腰酸，乳胀。末次月经2019年12月5日。2020年1月5日查人绒毛膜促性腺激素β亚基224IU/L，孕酮91.6nmol/L，雌二醇917.9pmol/L。血清游离三碘甲腺原氨酸4.4pmol/L，血清游离甲状腺素16.95pmol/L，促甲状腺激素3.6IU/mL，抗甲状腺过氧化物酶抗体0.93IU/mL，抗甲状腺球蛋白抗体＜0.9IU/mL。现阴道有少量褐色分泌物4天，恶心呕吐，纳眠可，二便调，无肛门下坠感，无腹痛，无腰酸，情绪紧张。舌略红，苔白，脉细。

孕5产0自然流产5。2018年因"右侧卵巢子宫内膜异位囊肿、子宫腺肌症、不完全纵隔子宫"行腹腔镜下右卵巢子宫内膜异位囊肿剥除术＋盆腔粘连松解术＋肠粘连松解术＋双侧输卵管系膜囊肿切除术＋宫腔镜下子宫纵隔切开术＋宫腔粘连分离术＋子宫内膜息肉电切术＋球囊支架置入术，后取出球囊支架。2020年6月14日查其配偶精液示前项运动精子比例总数58%，精子正常形态 30％。

西医诊断：先兆流产，复发性流产，子宫内膜异位症，子宫腺肌症。

中医诊断：胎漏病，滑胎，癥瘕。

辨证：肾虚证。

治法：补肾固冲。

处方：盐菟丝子 20g，桑寄生 20g，续断片 15g，枸杞子 15g，酒女贞子 15g，墨旱莲 15g，白芍 15g，山药 15g，覆盆子 15g，仙鹤草 15g，蒸陈皮 5g，阿胶珠 2 包（烊化）。7 剂。

二诊（2020 年 1 月 15 日）：阴道分泌物中褐色分泌物减少，擦拭时有少量血丝残余，无腹痛，无腰酸，纳眠可，二便调。舌淡红，苔白，脉细。

辨证：肾脾两虚，气血不足，冲任不固证。

治法：益肾健脾，大补气血，固冲安胎。

处方：盐菟丝子 20g，桑寄生 20g，续断片 15g，阿胶珠 1 包（烊化），芡实 15g，白术 15g，山药 15g，覆盆子 15g，蒸陈皮 5g，甘草片 6g，黄芪 15g，熟党参 15g。7 剂。

另：阿胶 10g（烊化），蒸陈皮 5g，人参片 10g。另炖，3 剂。

三诊（2020 年 1 月 22 日）：2020 年 1 月 18 日进食鸡汤后出现一过性少量阴道出血，色暗红。至今仍有少量褐色分泌物，擦纸可见，稍腰部酸胀，无下腹、肛门坠胀感，恶心，无呕吐，偶干呕，纳尚可，眠可，二便可。不易上火，晨起稍口干。舌淡红有齿印，苔白，脉细。现外院用磺达肝癸钠注射液、环孢素、地屈孕酮片、复合维生素、维生素 E 胶丸、脱氢表雄酮、钙片等治疗。2020 年 1 月 7 日查人绒毛膜促性腺激素 β 亚基 12829IU/L，孕酮 105.9nmol/L，雌二醇 2119pmol/L。2020 年 1 月 20 日查人绒毛膜促性腺激素 β 亚基 23719IU/L，孕酮 100.3nmol/L，雌二醇 2328pmol/L。2020 年 1 月 22 日 B 超示宫内妊娠约 6 周，见心脏搏动；子宫后壁回声不均，子宫腺肌症可能。治法同前。

处方：守上方加酒萸肉 15g，干石斛 10g。7 剂。

另：阿胶 10g（烊化），蒸陈皮 5g，人参片 10g。另炖，7 剂。

四诊（2020 年 2 月 10 日）：孕 9 周。现阴道有少许褐色分泌物，无腹痛、腰酸、小腹下坠感，仍恶心呕吐。纳可，眠易醒，难入睡，二便调。舌淡红，苔白，脉细。2020 年 2 月 10 日查人绒毛膜促性腺激素 β 亚基 147090IU/L，孕酮 127.9nmol/L，B 超示宫内妊娠 9 周，可见心管搏动；子宫后壁回声异常（子宫腺肌症可能）。治法同前。

处方：盐菟丝子 20g，桑寄生 20g，续断片 15g，荔枝核 15g，覆盆子 15g，黄芪 15g，白术 15g，山药 15g，钩藤 15g，炒酸枣仁 15g，甘草片 6g，熟党参 15g。14 剂。

中成药：助孕丸，每次 6g，每日 3 次，口服。

膏方：养血安胎方，1 剂。

西药：地屈孕酮片，每次 1 片，每日 2 次，口服。

五诊（2020 年 2 月 24 日）：现孕约 11 周。无阴道流血，无下腹痛，偶腰酸，恶心，晨起干呕，纳尚可，眠可，夜尿 3 次，大便日行 1～2 次，成形。舌淡红，苔白，脉滑。辨证治法同前。

处方：盐菟丝子 20g，桑寄生 20g，续断片 15g，苍术 15g，覆盆子 15g，白术 15g，山药 15g，防风 10g，甘草片 6g，熟党参 15g，布渣叶 15g，蒸陈皮 5g。10 剂。

中成药：助孕丸，每次 6g，每日 3 次，口服。

2020 年 3 月 2 日行颈项透明层厚度检查无异常，产科定期产检。

按语

胎漏始见于《金匮要略方论》，其中有因癥病而至胎漏的记载。明代武之望在《济阴纲目》中简称胎动不安为胎动，并提出胎漏、胎动不安的区别，言"胎动、胎漏皆下血，而胎动有腹痛，胎漏无腹痛异尔"。《素问·上古天真论》中记载"女子七岁，肾气盛，齿更发长；二七而天癸至，任脉通，太冲脉盛，月事以时下，故有子"。表明肾主生殖，肾气充盛是具有生育能力的前提。清代吴谦在《医宗金鉴·妇科心法要诀》中曰:"若怀胎三五七月无故而胎自堕者,至下次受孕亦复如是,数数堕胎则谓之滑胎。"《诸病源候论》云:"妇人肾以系胞,妊娠而腰痛甚者,多堕胎也。"认为该病病因责之于肾,肾虚则无力系养胞胎。

该患者屡孕屡堕4次,且为五七之年。肾气虚弱,脾气不健,冲任不固,系胎无力,故在妊娠之初,即表现胎漏之象,而有坠堕之势。故治当大补肾气,固冲系胎,以挽坠堕之势。治疗上以补肾固冲安胎为大法。患者初诊时表现为阴道少量褐色分泌物4天,无腹痛、腰痛等,乃肾气不足,冲任不固,以寿胎丸为基础方治疗,以菟丝子、桑寄生、续断、覆盆子等补肾固冲,用阿胶珠养血止血,因患者舌略红,乃肾阴不足、阴虚内热之象,以二至丸滋阴清热,以仙鹤草凉血止血,白芍养血柔肝,以缓解患者紧张的情绪。二诊时患者热象已清,只表现为本虚之象,故治疗上以益肾健脾,大补气血,固冲安胎为法。补肾是固胎之本,养脾是益血之源,本固血充则胎自安。故处方仍以补肾固冲为主要治法,辅以白术、山药、黄芪、党参健脾益气。以阿胶、蒸陈皮、人参炖服,加强大补气血之功。后以此为法,随症治之。口干则加石斛清热滋阴,眠差则加钩藤、酸枣仁平肝潜阳、宁心安神,湿重则加布渣叶化痰祛湿。

罗颂平教授在治疗过程中始终坚持"补肾固冲是安胎之本"的理念,补气养血是固胎之源,先天之本与后天之本同培同健,使胎有所养、有所固,而挽胎坠堕之势,成胎生长之实。

(朱玲 整理)

医案❷

成某,女,32岁,已婚。因"宫内妊娠13周,反复阴道流血1个月"于2022年7月27日在我院就诊。

患者末次月经2022年4月22日。孕3产0流产2(2017年孕22周,死胎,引产1次。2019年停经8周未见胚芽胎心,药物流产,胚胎16号染色体三体)。此次妊娠为服中药调理后自然妊娠。无外伤、抗凝药物使用史。停经

5 周时，出现阴道流血，量少，色由暗红转咖啡色。服安络血及肌内注射黄体酮后血止（流血持续约 1 周）。停经 12 周无明显诱因出现下腹下坠感，阴道大量流血，伴大量血块，于当地医院住院安胎治疗，约 1 周后血止。孕 13 周时再次出现阴道大量流血，有大量血块，无下腹痛及下坠感，服安络血及静脉注射止血敏等，流血量减少。2022 年 7 月 15 日查 D-二聚体 359.98ng/mL。2022 年 7 月 19 日 B 超示宫内妊娠，活胎，孕 12 周。颈项透明层厚度 1.2mm。头臀径 59mm。左侧子宫动脉、动静脉血流比值 3.25，阻力指数 0.69，搏动指数 1.39。2022 年 7 月 25 日 B 超示宫内妊娠，活胎，孕 13 周，头臀径 61mm，宫腔积液（25mm×10mm）。

现服用地屈孕酮、维生素 E、止血宝（出血时用）、爱乐维。现阴道少量流血，色鲜红，纸擦可见，无下腹痛，时有下腹牵扯感，腰酸（久卧后明显），无腰痛。无恶心呕吐，无肛门坠胀感。平素易上火，口干，口苦，纳眠可，二便调。舌淡红，苔白，脉细。

西医诊断：先兆流产，复发性流产。

中医诊断：胎动不安，反复堕胎、小产。

辨证：肾虚血瘀证。

治法：补肾安胎，化瘀止血。

处方：菟丝子 20g，桑寄生 20g，续断 15g，女贞子 15g，墨旱莲 30g，白芍 15g，山药 15g，覆盆子 15g，侧柏炭 10g，阿胶珠 1 包，鸡血藤 30g，三七粉 3g（冲服）。7 剂。

中成药：助孕丸，每次 6g，每日 3 次，口服。

二诊（2022 年 8 月 2 日）：宫内妊娠 14 周。现阴道少许褐色分泌物，解大便后发现，纸擦可，无腹痛、腰酸、恶心呕吐、肛门坠胀感。纳眠可，二便调，易上火，口干，无口苦。舌淡红，苔白，脉细。现服用地屈孕酮片（每次 20mg，每日 3 次）、维生素 E、助孕丸、爱乐维。B 超示宫内妊娠 14 周，单活胎，宫腔积血（85mm×19mm）。

处方：守上方去鸡血藤，加岗稔根 30g。7 剂。

另：阿胶 9g（烊化），人参 10g，陈皮 5g，干石斛 10g。7 剂。

三诊（2022 年 8 月 9 日）：宫内妊娠 15 周。现阴道少量褐色分泌物，少量血块，无腰酸，无腹痛，无肛门坠胀，无恶心，纳可，眠尚可，二便调。舌淡红，苔白，脉细。B 超：孕囊下方与宫内口间见液性暗区，范围约 85mm×14mm，宫内妊娠 15 周。

处方：中药守上方去墨旱莲、覆盆子，加佛手、紫苏梗各 10g，砂仁、陈皮各 6g，丹参 15g。7 剂。

另：阿胶 9g（烊化），西洋参 10g，陈皮 5g。3 剂。

四诊（2022 年 8 月 22 日）：宫内妊娠 17 周，现无阴道出血，右侧下腹刺痛 1 天，无腰酸，无小腹痛，无肛门坠胀感，易上火，口干，无口苦，纳眠可，二便调。舌淡红，苔白，脉细。B 超示宫内妊娠 17 周，单活胎。宫腔积血面积较前缩小。治法同前。

中药：菟丝子 20g，桑寄生 20g，续断 15g，女贞子 15g，墨旱莲 30g，白芍 15g，山药 15g，砂仁 6g，鸡血藤 30g，侧柏炭 10g，丹参 15g，阿胶珠 1 包（烊化），三七粉 3g（冲服），仙鹤草 15g，甘草片 6g。7 剂。

另：阿胶 9g（烊化），人参 10g，陈皮 5g，干石斛 10g。7 剂。

五诊（2022 年 8 月 29 日）：宫内妊娠 18 周，现无阴道流血、腹痛、腰酸，偶有脑下波动感，易上火，口干，无口苦，纳眠可，二便调。舌淡红，苔白，脉细。治法同前，守上方。

六诊（2022 年 9 月 5 日）：宫内妊娠 19 周。现无阴道流血、腹痛、腰酸、肛门坠胀感，易上火，口干，无口苦，纳眠可，二便调。舌淡红，苔白，脉细。自诉近 3 日体重增加 3 斤。糖耐量试验空腹、餐后半小时、1 小时、2 小时、3 小时分别是 4.71mmol/L、9.11mmol/L、12.28mmol/L↑、11.48mmol/L↑、7.93mmol/L↑，自诉餐后 2 小时指尖血糖 8～9mmol/L。B 超示宫腔积血已吸收。

辨证：肾脾两虚证。

治法：补肾益脾，固冲安胎。

处方：党参 15g，桑寄生 20g，续断 15g，山药 15g，金樱子肉 15g，菟丝子 20g，黄芪 15g，白术 15g，芡实 15g，陈皮 5g，苍术 15g，干石斛 10g。3 剂。

嘱监测血糖、控制血糖、定期产检。

按语

患者有反复自然流产病史，此次妊娠从孕早期 5 周开始，出现阴道不规则流血的症状，伴下腹牵扯感，腰酸，从孕中期 13 周开始 B 超提示宫腔积液，面积逐渐增大，至孕 17 周达 85mm×19mm。《女科经纶》曰："女之肾脉系于胎，是母之真气，子之所赖也，若肾气亏损，便不能固摄胎元。"《景岳全书》曰："肾乃精血之海。"肾为封藏之本、生殖之本，肾气充盛则精血充足，冲任充固，则胎可长养。肾虚冲任不固，胎失所系，故屡孕屡堕，并且孕后再次出现胎动不安的症状，治疗当以补肾固冲安胎为基本治法。患者既往 2 次堕胎，伤肾留瘀。清代医家王清任在《医林改错》中曰："不知子宫内，先有瘀血占其地，胎至三月再长，其内无容身之地，胎病靠挤，血不能入胎胞，从旁流而下，故先见血。"瘀血占据宫腔，与胎元相争，精血不荣，胎元受损；而且瘀阻胞宫胞脉，迫血溢出脉外，离经之血便是瘀血，加重瘀血留滞，进一步损伤冲任、胞宫。故患者病机特点为肾虚血瘀。《景岳全书》述："或虚、或实、或寒、或热，皆能为胎气之病，去其所病，便是安胎之法。"因此，治疗以补肾固冲、化瘀养血为法。

患者初诊时阴道少量流血，B 超示宫内妊娠 13 周，宫腔积液（25mm×10mm）。予寿胎丸合二至丸加减温肾养阴，固冲安胎，予侧柏炭收涩止血，防瘀久化热，阿胶珠养血止血，鸡血藤、三七粉化瘀止血。1 周后二诊，仍阴道少量流血，B 超示宫内妊娠 14 周，宫腔积血（85mm×19mm），较前增大，考虑可能存在继续出血，原方去鸡血藤，减少活血化瘀之力，加岗稔根增强收涩止血之功。并用阿胶、人参另炖加强大补气血的作用，使气能载胎，血能养胎，养血止血。1 周后三诊，复查 B 超示宫内妊娠 15 周，宫腔积血

（85mm×14mm），没有继续增大，出血之势缓解，上方加丹参增强化瘀止血之功。继续予阿胶、人参大补气血，养血止血。后阴道流血停止，宫腔积血面积逐渐减小至消失。

补肾固冲贯穿治疗的始终，在此基础上止血化瘀，并配合大补气血之品，使逐瘀不伤正，补气以行血，促进瘀血的吸收，有故无殒亦无殒。

（朱玲　整理）

医案❸

陈某，女，33岁，已婚。因"孕13周，反复阴道少量流血18天，发现宫腔积液3周"于2022年6月15日在我院就诊。2022年4月2日于外院移植两枚D3冻胚。患者末次月经2022年2月15日。孕3产0流产2（2018年自然妊娠，孕5周胎停，行清宫术，2020年胚胎移植后生化妊娠）。自2022年5月28日始有阴道流血，湿透两片日用卫生巾，至急诊静脉注射止血药后血止，后有反复少量阴道流血或少量褐色分泌物，今日可见阴道少量暗红色分泌物，无腹痛，无小腹坠胀感，偶有肛门坠胀感，时有恶心呕吐，近期饭后服中药易呕吐，午后尤甚。口干口淡。纳一般，眠可，大便（服中药后）每日1～3次，多不成形，小便频。现用药：地屈孕酮、黄体酮胶囊（肛门用药）、屈他维林（平滑肌解痉药）、肾上腺色腙片。舌淡红，苔白，脉弦细。

2020年因卵巢子宫内膜异位囊肿行腹腔镜经下卵巢子宫内膜异位囊肿剔除术，术后未避孕未孕1年余，而行体外授精-胚胎移植。积液位置：孕囊后方与宫壁附着处之间。

西医诊断：先兆流产。

中医诊断：胎漏。

辨证：肾虚血瘀。

治法：补肾健脾，化瘀止血。

处方：盐菟丝子20g，桑寄生20g，续断片15g，佛手10g，女贞子15g，砂仁6g，白芍15g，山药15g，陈皮6g，白术15g，芡实15g，阿胶珠1包（烊化），侧柏炭10g，鸡血藤30g，苍术15g。7剂。

中成药：助孕丸，每次 12g，每天 3 次，口服。

膏方：安胎养血方。

二诊（2022 年 6 月 22 日）：初诊服药后血止，6 月 21 日再次出现少量阴道褐色分泌物，无腹痛。现纳差，偶有恶心，呕吐少量胃内容物，眠可，大便稀，每日 7～8 次，小便调。舌淡胖，苔白，脉细。孕囊后方与宫壁间可见液性暗区，最大厚径 20mm。2022 年 6 月 22 日 B 超示宫内妊娠 14 周，可见胎心搏动，宫腔积液（孕囊旁液性暗区 69mm×27mm）。辨证同前。

处方：党参 15g，桑寄生 20g，续断 15g，山药 15g，覆盆子 15g，菟丝子 20g，黄芪 15g，白术 30g，芡实 15g，白扁豆 15g，阿胶珠 1 包（烊化），鸡血藤 30g，侧柏炭 10g，丹参 15g，炙甘草 6g。14 剂。

中成药：滋肾育胎丸，每次 1 袋，每日 3 次，口服。

三诊（2022 年 7 月 6 日）：孕 16 周。现阴道血样分泌物，无腹痛，偶腰酸，无恶心呕吐，纳眠可，大便日 2 次，不易上火，偶口干苦。舌淡红，苔白，脉弦细。6 月 26 日血小板计数：$304×10^9$/L↑，蛋白 C 阴性，蛋白 S 阴性，抗凝血酶Ⅲ（－），血栓弹力图（－）。已停用黄体酮胶囊（肛门用药）及屈他维林。2022 年 6 月 27 日查 D-二聚体 0.89mg/L，肿瘤坏死因子-α 44.6U/mL。2022 年 7 月 6 日 B 超示宫内妊娠，单活胎，宫腔积液（68mm×51mm×17mm），宫颈管长度 33mm，宫内口闭合。胎盘下缘部分覆盖内口。孕囊与子宫后壁上段附着处见无回声区（65mm×16mm），透声差，考虑绒毛膜下出血。辨证同前。

处方：守上方去芡实、白扁豆、丹参、炙甘草，加苍术 15g。14 剂。

中成药：滋肾育胎丸，每次 1 袋，每日 3 次，口服。

四诊（2022 年 7 月 20 日）：孕 18 周，现服用丙硫氧嘧啶、地屈孕酮、美卓乐、环孢素。无阴道出血、腹痛、腰酸，纳可，眠尚可，二便调，不易上火。舌淡红，苔白，脉细。2022 年 7 月查 D-二聚体 1.43mg/L，凝血酶原时间 11.3s，活化部分凝血活酶时间 33.53s，血清游离三碘甲腺原氨酸 6.06pmmol/L↑，血清游离甲状腺素 16.85pmmol/L↑，促甲状腺激素＜

0.0001mIU/L。辨证同前。

处方：党参15g，桑寄生20g，续断15g，山药15g，覆盆子15g，菟丝子20g，黄芪15g，白术30g，芡实15g，白扁豆15g，阿胶珠1包（烊化），鸡血藤30g，侧柏炭10g，丹参15g。14剂。

五诊（2022年8月10日）：孕21周。现无阴道流血、腹痛，偶有刺痛感、腰酸，纳可，眠尚可，多梦，二便调，不易上火，口干口苦，餐后心悸。现停服地屈孕酮，仍用环孢素、美卓乐、安琪坦。舌淡红，苔白，脉细滑。2022年8月5日促甲状腺激素<0.01mIU/L↓，抗甲状腺过氧化物酶抗体：33IU/mL，血清游离甲状腺素11.35pmol/L。2022年8月6日B超：宫内孕20周，宫内无回声区，绒毛膜下血肿（46mm×11mm），胎盘下缘紧邻宫颈内口。辨证同前。

处方：守上方，共20剂。

中成药：滋肾育胎丸，每次2袋，每天3次，口服。

膏方：安胎养血膏方。

按语

《素问·上古天真论》说："女子七岁，肾气盛，齿更发长；二七而天癸至，任脉通，太冲脉盛，月事以时下，故有子。"《医学衷中参西录》言："男女生育，皆赖肾脏作强，肾旺自能荫胎也。"又《女科经纶》说："女之肾脉系于胎，是母之真气，子之所赖也，若肾气亏损，便不能固摄胎元。"生殖孕育以肾为本，肾气的盛衰，不仅关系到能否受孕，而且影响整个妊娠期的始终。胎孕之形成，主要在于先天的肾气，而滋养胎儿又赖母体后天脾胃生化的气血。女子的经带胎产均以血为本，以气为用，脾胃为后天之本，气血生化之源，脾胃健运，精微物质才可化为气血输送至胞宫涵养胎元。反复的有创操作、出血、劳累、焦虑等因素，使后天之气大为损伤。

妊娠期间出现阴道流血，时出时止，或淋沥不断，而无腰酸、腹痛、小腹坠胀者，属"胞漏"或"漏胎"范畴。中医认为，胎漏、胎动不安主要病机是肾虚冲任不固，不能摄血养胎，治当补肾固胎元，兼调脾胃。血聚于胞宫以养胎，脾肾亏虚，冲任不固，血溢脉外，日久成瘀。此患者有多次不良妊娠史，思虑过多，情绪低落，肝失于条达，气行不畅，气郁碍血行，故治疗期间酌情配合具有养血活血的药物。

"寿胎丸"源自《医学衷中参西录》，是补肾安胎的著名方剂，以其为基本方，临床上治疗肾虚、脾虚、脾肾两虚之胎漏、胎动不安疗效显著。《本草正义》说菟丝子"多脂微辛，阴中有阳，守而能走，与其他滋阴诸药之偏于腻者绝异"。对于补肾安胎的药物，以菟丝子为首选。联合桑寄生、续断、覆盆子等补肾固冲。而在补气健脾药中，党参是首选之品，《本草正义》谓其"健脾而不燥，养血而不滋腻，能鼓舞清阳，振动中气而无刚燥之弊"。《金匮要略》提到"妊娠养胎，白术散主之"，指出白术有安胎之功，且能健运中焦，气血充盛滋养胞宫，胎元得以长养。以党参、白术、山药、黄芪等补气健脾，助气血生化。罗颂平临证用药灵活化裁，善于运用炭类药止血，丹参、鸡血藤养血活血，侧柏炭不仅可用于治疗崩漏，而且用于安胎止血疗效也十分显著。肾脾合治，气血同调，从先天以固胎元，从后天以养胎体，疗效卓著。

（朱玲　整理）

3. 滑胎

医案①

罗某，女，35岁，已婚。因"反复胚胎殒堕8次，左下腹隐痛8年"于2008年10月29日在我院就诊。

患者平素月经规律，14岁初潮，3～4/30～32天，3日净，量偏少，偶有血块，月经前后四肢发凉，末次月经2008年10月29日。2000—2007年连续自然流产8次，均于孕6周余胚胎殒堕，行清宫术3次，均未行胚胎染色体检查。既往查夫妻双方染色体、地中海贫血基因、性激素、抗子宫内膜抗体及丈夫精液等均无异常。近8年来反复左下腹隐痛，妇科彩超检查未见明显异常。现纳眠可，二便调，舌暗红，苔白，脉沉弱。妇科检查：子宫前位，活动度欠佳，左附件增粗，压痛（＋）。

西医诊断：盆腔炎性疾病后遗症，复发性流产。

中医诊断：盆腔炎性疾病后遗症，滑胎。

辨证：气滞血瘀。

治法：行气活血。

处方：丹参15g，赤芍15g，怀牛膝15g，郁金15g，延胡索15g，路路通15g，王不留行15g，三七10g，藿香10g，香附10g，鸡血藤30g。7剂，水煎服，每日1剂。

中成药：盆炎康合剂（院内制剂），每次15mL，每日3次。双柏油膏（院内制剂），每次1帖，每日1次，外敷左下腹。

二诊（2008年11月4日）：患者诉腹痛较前好转，余无明显不适，舌暗红，苔白，脉沉细。辨证治法同前。

处方：中药守上方，去藿香、香附，加桑寄生、续断各15g，14剂，水煎服，每日1剂。继续予盆炎康合剂、双柏油膏治疗。

三诊（2008年12月10日）：末次月经2008年11月26日。本周期卵巢监测，月经第15天排卵，小卵泡排卵（15mm×14mm），内膜偏薄（6mm）。现咽痒咳嗽，舌红苔白，尺脉弱。

辨证：脾肾不足，肺气失宣。

治法：补肾健脾，宣肃肺气。

处方：党参15g，续断15g，怀山药15g，杜仲15g，北黄芪15g，白术15g，茯苓15g，桑寄生20g，法半夏10g，橘红10g。7剂，水煎服，每日1剂。

中成药：胎宝胶囊，每次0.6g，每日3次。温胆片（院内制剂），每次6g，每日3次。

继以补肾健脾为基本治法，处方：党参、续断、山药、杜仲、金樱子肉、覆盆子、黄芪、白术各15g，桑寄生、菟丝子各20g，每日1剂，水煎服，配合助孕丸口服。经后期配合熟地黄 15g，山萸肉 15g，当归 10g，黄精 30g，郁金 15g（或香附 10g）等滋肾养阴，疏肝养血；经前期加丹参、怀牛膝、鸡血藤等活血养血。治疗 3 个周期后，嘱其试孕。

四诊（2009 年 5 月 26 日）：停经 33 天，末次月经 2023 年 4 月 23 日。阴道少量出血，伴腹痛、腰酸、纳差，轻乳胀痛，口干。舌尖红，苔薄白，脉沉细。孕酮 100.20nmol/L，人绒毛膜促性腺激素 β 亚基 1394.12U/L。

西医诊断：先兆流产？异位妊娠？复发性流产。

中医诊断：胎动不安？异位妊娠？滑胎。

辨证：肾脾两虚，冲任不固。

治法：补肾健脾，固冲安胎。

处方：党参 20g，菟丝子 20g，桑寄生 20g，川断 15g，枸杞子 15g，白芍 15g，怀山药 15g，杜仲 15g，覆盆子 15g，仙鹤草 15g，茜草根 15g，阿胶 10g（烊化），砂仁 6g（后下）。7 剂，水煎服，每日 1 剂。

中成药：助孕丸，每次 6g，每日 3 次。

嘱禁性生活，多休息。

服药后腰酸、腹痛好转，仍有少量阴道流血，孕酮、人绒毛膜促性腺激素稳步增长，继续上方治疗。6 月 16 日出血减少，B 超提示宫内早孕 7 周，似见胎心，人绒毛膜促性腺激素 β 亚基＞100000IU/L，孕酮 91.68nmol/L，上方去茜草根，加边条参 10g，继续服用助孕丸。6 月 24 日，B 超提示宫内妊娠 8 周，活胎，孕 10 周阴道流血停止。治疗至孕 13 周。2009 年年底足月剖宫产一健康女婴。

2012 年 10 月 9 日患者为求二胎，再次求治。2012 年 6 月孕 8 周再次胎停，后行清宫术。末次月经 2012 年 9 月 25 日，偶腰酸，纳眠可，二便调。舌尖红，苔薄白，脉细。

妇科检查：外阴未见异常，阴道畅，宫颈光滑，宫体后倾，质中，正常大小，活动度欠佳，双附件区未扪及明显包块及压痛。辨证治法同前。

处方：党参 15g，川断 15g，怀山药 15g，杜仲 15g，金樱子 15g，覆盆子

15g，黄芪 15g，白术 15g，桑寄生 20g，菟丝子 20g，陈皮 6g。14 剂，水煎服，每日 1 剂。

中成药：助孕丸，每次 6g，每日 3 次。

后以上方为基础，兼湿盛，加白扁豆、布渣叶各 15g，白术改为麸炒白术健脾祛湿；兼阴虚，加二至丸（女贞子、墨旱莲各 15g），调理 3 个周期后试孕。

二诊（2013 年 7 月 23 日）：停经 32 天，末次月经 2013 年 6 月 22 日，诉乳胀，腰酸痛，口干，易上火。舌淡，边有齿印，苔黄厚，脉细弦。孕酮 133nmol/L，人绒毛膜促性腺激素 β 亚基 265IU/L。

西医诊断：早期妊娠，异位妊娠，复发性流产。

中医诊断：胎动不安，异位妊娠，滑胎。

辨证：肾虚血热证。

治法：补肾固冲，清热养阴。

处方：菟丝子 20g，桑寄生 20g，川断 15g，白芍 15g，怀山药 15g，白术 15g，枸杞子 15g，女贞子 15g，覆盆子 15g，黄芩 10g，石斛 10g，陈皮 5g。7 剂，水煎服，每日 1 剂。

中成药：助孕丸，每次 6g，每日 3 次。

后以补肾健脾为基本治法安胎至孕 13 周，于 2014 年 3 月顺利剖宫产一健康男婴，孕期平稳。

按语

《医宗金鉴·妇科心法要诀》曰："若怀胎三五七月无故而胎自堕者，至下次受孕亦复如是，数数堕胎则谓之滑胎。"患者第一次成功妊娠前已连续堕胎 8 次，均于孕 6 周余自然流产，其中 3 次行清宫术治疗，7 年间经历多次自然流产后，患者年龄从四七之年步入五七之年，"五七，阳明脉衰，面始焦，发始堕"（《素问·上古天真论》）。此时，从生理特点而言，不仅肾虚，脾亦虚，且屡孕屡堕，重伤肾气，故基本的病机特点是肾脾不足，冲任不固，但初诊时有反复左下腹隐痛，妇科检查显示左附件增粗且有压痛，故同时合并盆腔炎性疾病后遗症，乃金刃所伤，瘀血留滞，且因病致郁，肝气郁结，肝郁气滞，冲任不畅，不通则痛，故以行气活血法治疗盆腔炎性疾病后遗症，先控制慢性盆腔痛，以丹参、赤芍、怀牛膝、三七、延胡索、鸡血藤活血止痛，郁金、香附疏肝解郁，王不留行、路路通通络行滞，盆腔炎性疾病后遗症控制后，治疗重心转为防止滑胎。

《景岳全书·妇人规》曰："凡妊娠之数见堕胎者，必以气脉亏损而然。而亏损之由，有禀质之素弱者，有年力之衰残者，有忧怒劳苦而困其精力者，有色欲不慎而盗损其生气者，此外如跌扑、饮食之类，皆能伤其气脉……况妇人肾以系胞，而腰为肾之府，故胎妊之妇，最虑腰痛，痛甚则坠，不可不防。故凡畏堕胎者，必当察此所伤之由，而切为戒慎。凡治堕胎者，必当察此养胎之源，而预培其损，保胎之法，无出于此。若待临期，恐无及也。"提出了滑胎的治疗原则是预培其损，即孕前调理，孕后安胎。肾为先天之本，肾主系胎，肾气系胎无力，冲任不固，则胎元殒堕；气能载胎，血能养胎，气血不足，冲任失充，胎失所养，则屡屡殒堕，而脾为后天之本，气血生化之源，脾虚气血生化无源，冲任失养；故治疗以补肾固冲任、健脾补气血为基本治法，因患者多次自然流产，身心俱惫，心理负担非常重，因病致郁，肝气不舒，气滞血瘀，且气虚无力行血，致气虚血瘀，瘀血阻滞，新血难生，冲任不畅，故疏肝解郁，养血活血也常配合使用，并辅以心理开导，身心同治。孕前以菟丝子、桑寄生、续断、杜仲、金樱子肉、覆盆子等补肾固冲，党参、山药、黄芪、白术等补气健脾，助气血生化，熟地黄、山萸肉、当归、黄精滋补阴血，丹参、怀牛膝、鸡血藤等养血活血，郁金、香附等疏肝解郁。经培基固本，调补冲任，患者肾气得养，脾气得健，气血得充，冲任得固，条件具备，再次妊娠，孕初期出现阴道少量出血、腹痛、腰酸等早期先兆流产的症状，在补肾健脾的基础上，以人参、阿胶等加强大补气血之功，症状除，安胎至13周，后顺利渡过妊娠期，成功分娩。后拟二胎，但仍再孕再流产，于39岁时再次求治，仍按预培其损的原则，孕前补肾健脾，疏肝活血，孕后补肾健脾，大补气血，亦一孕而成。

罗颂平教授在滑胎治疗的全过程中始终以培本固冲为基础，本乃先天之本（肾）和后天之本（脾），尤其对于高龄产妇更是如此，治疗过程中注意解郁活血，身心同治。

（朱玲、冯倩仪　整理）

医案②

陈某，女，36岁，已婚。因"反复胚胎停育4次"于2019年3月18日初诊。

患者自然流产4次，分别于2011年、2013年、2015年、2019年孕8周时胚胎停育行清宫术。孕4产0自然流产4，月经规律，周期30～37天，经期7天，量偏少，质适中，色暗红，有血块，无痛经，腰酸，偶有乳胀及便溏，无心烦易怒。末次月经2019年3月6日，上上次月经2018年11月15日，7天完全干净。现暂避孕，口干口苦，纳眠可，二便调。舌淡红，苔白，脉细。2015年因"宫腔粘连"行宫腔镜下宫腔粘连松解术＋子宫球囊放置术，后取出子宫球囊。

辅助检查：2013年11月25日查夫妻双方染色体正常，地中海贫血及葡萄糖-6-磷酸脱氢酶（G-6PD）未查。2017年5月9日彩超示子宫形态正常，子宫内膜厚6mm。2019年1月4日查甲状腺功能正常，抗甲状腺过氧化物酶抗体（－），封闭抗体（＋）；狼疮抗凝物质：28.4％，D-dimer、蛋白C/S、同型半胱氨酸均正常，空腹胰岛素6.37mmol/L，女方染色体46XX，13cenh＋。2019年3月14日查睾酮0.16ng/mL，泌乳素：21.56ng/mL，促卵泡生成素6.51mIU/mL，促黄体生成素8.08mIU/mL，孕酮0.186ng/mL，雌二醇78.65pg/mL。丈夫精液检查正常。

西医诊断：复发性流产，异常子宫出血，宫腔粘连术后。

中医诊断：滑胎病，月经过少。

辨证：脾肾两虚证。

治法：补肾健脾。

处方：熟党参 15g，桑寄生 20g，续断片 15g，山药 15g，覆盆子 15g，菟丝子 20g，黄芪 15g，麸炒白术 15g，苍术 15g，蒸陈皮 5g，柴胡 10g，石菖蒲 10g。20 剂，水煎服，每日 1 剂。

中成药：滋肾育胎丸，每次 5g，每日 3 次。

膏方：滋阴养血方。

二诊（2019 年 4 月 30 日）：末次月经 2019 年 4 月 5 日，6 天干净，量少，色暗红，有少量血块，腰酸，无痛经，无乳胀。避孕中，本周期基础体温自第 15 天开始升高，现维持至 15 天。稍有口干，无口苦，纳可，多梦，二便调。舌淡红，苔白，脉细。

辨证：脾肾两虚证。

治法：补肾健脾。

前方去苍术、柴胡、石菖蒲，加巴戟天 15g，淫羊藿 10g。

中成药：助孕丸，每次 6g，每日 3 次。

膏方：养血育麟方。

三诊（2019 年 5 月 21 日）：末次月经 2019 年 5 月 2 日，5 天干净，量适中，色暗红，有少量血块，无痛经，无乳胀，现避孕。治疗后经期无腰酸，睡眠好转，大便不成形，1～2 次/天。舌淡红，苔白，脉细弦。B 超监测排卵：5 月 14 日左侧卵泡 22mm×17mm，内膜 5mm，5 月 15 日左侧卵泡消失，内膜 6mm。5 月 16 日彩超示子宫内膜厚 5mm，子宫小肌瘤声像（直径约 13mm），右侧附件区弯曲管状无回声区，未排除输卵管积水声像（21mm× 10mm×8mm）。

西医诊断：复发性流产，子宫平滑肌瘤，右侧输卵管积水？宫腔粘连术后。

中医诊断：滑胎病，癥瘕，盆腔炎。

辨证：肾虚血瘀兼湿热。

治法：补肾活血，清利湿热。

处方：菟丝子 20g，桑寄生 20g，续断 15g，枸杞子 15g，女贞子 15g，白芍 15g，山药 15g，鸡血藤 30g，丹参 15g，地骨皮 10g，荔枝核 15g，草薢 15g。20 剂，水煎服，每日 1 剂。

中成药：盆炎康合剂，每次 15mL，每天 3 次。加味双柏膏，每次 1 帖，每日 1 次，外敷。

膏方：滋阴养血方，1 剂。

针灸治疗 1 次。

四诊（2019 年 6 月 11 日）：末次月经 2019 年 5 月 31 日，现为月经第 5 天，量适中，色鲜红，有血块，无痛经，偶有腰酸，无乳胀。上周期基础体温不典型双相，月经周期第 15 天开始升温，维持 11 天。纳差，眠可，大便一天 2 次，稀软，时有腹泻，小便可。舌淡红，苔白，脉细。2019 年 5 月 16 日查封闭抗体（＋），同型半胱氨酸：8.1μmol/L，其余免疫相关检查未见异常。嘱其测基础体温，监测排卵。

辨证：肾虚血瘀。

治法：补肾活血。

处方：菟丝子 20g，桑寄生 20g，续断 15g，山药 15g，鸡血藤 30g，覆盆子 15g，荔枝核 15g，丹参 15g，党参 15，黄芪 15g，白术 15g，陈皮 5g。20 剂，水煎服，每日 1 剂。

中成药：助孕丸，每次 6g，每日 3 次。

膏方：滋阴养血方。

五诊（2019 年 7 月 23 日）：末次月经 2019 年 6 月 30 日。本月试孕，B 超监测排卵：7 月 10 日右侧卵泡 18mm×13mm，内膜 5mm，7 月 13 日右侧卵泡 25mm×18mm，内膜 6mm，7 月 15 日右侧卵泡 24mm×19mm（已排），内膜 6mm，患者 7 月 10 日至今口服补佳乐，7 月 15 日至今口服地屈孕酮片，本周期基础体温双相，月经周期第 16 天开始上升至今。7 月 23 日子宫彩超示内膜厚 6mm，宫腔积液（62mm×24mm），余未见异常。时有口干，无口苦，纳眠一般，大便时有不成形，偶有腰酸，小便正常。舌淡红，苔白，脉弦细。辨证治法同前。

处方：菟丝子20g，桑寄生20g，续断15g，熟党参15g，黄芪15g，白术15g，山药15g，覆盆子15g，酒黄精30g，石斛10g，鸡血藤30g，醋香附10g。20剂，水煎服，每日1剂。

中成药：滋肾育胎丸，每次5g，每日3次，口服。

膏方：养血育麟膏方。

针灸治疗1次。

六诊（2019年8月6日）：停经37天，阴道出血10天。末次月经（2019年6月30日），诉7月27日至今出现阴道少量咖啡色分泌物，如厕纸巾擦拭可见，无腹痛及腰酸，无肛门坠胀感，无恶心及呕吐，大便不成形，小便调，夜尿1～2次，余无明显不适。现已用地屈孕酮片、戊二酸雌二醇片、低分子肝素（皮下注射）。舌淡红，苔白，脉细滑。7月27日查孕酮24.11μg/L，人绒毛膜促性腺激素β亚基403IU/L；7月29日查孕酮39.97μg/L，人绒毛膜促性腺激素β亚基1486IU/L；8月1日查孕酮31.78μg/L，人绒毛膜促性腺激素β亚基5427IU/L，雌二醇823ng/L；8月5日查孕酮28.55μg/L，人绒毛膜促性腺激素β亚基22683IU/L，雌二醇823ng/L。8月6日彩超：宫内妊娠5周，孕囊9mm×7mm，未见胚芽，余未见明显异常。

西医诊断：先兆流产。

中医诊断：胎漏病。

辨证：脾肾两虚。

治法：补肾健脾安胎。

处方：菟丝子20g，桑寄生20g，续断片15g，熟党参15g，黄芪15g，覆盆子15g，酒萸肉15g，白术15g，山药15g，酒石斛10g，芡实15g，陈皮5g。7剂，水煎服，每日1剂。

中成药：滋肾育胎丸，每次5g，每日3次。

膏方：安胎养血膏方。

七诊（2019年8月13日）：8月12日阴道分泌物较前减少，呈浅褐色，纸巾擦拭可，无下腹痛及腰酸，有恶心欲吐，无肛门坠胀感，纳一般，口水多，眠可，大便每日一行，偶有不成形，小便色偏黄。舌淡红，苔白，脉弦细滑。8月13日彩超示宫内妊娠6周，可见心管搏动，宫内孕囊23mm×20mm，胚芽3mm，余未见明显异常。8月5日查蛋白C、蛋白S、抗凝血酶Ⅲ活性、血清铁均未见异常。

辨证：脾肾两虚。

治法：补肾健脾安胎。

处方：菟丝子20g，桑寄生20g，续断片15g，熟党参15g，覆盆子15g，山萸肉15g，白术15g，山药15g，酒石斛10g，芡实15g，陈皮5g。14剂，水煎服，每日1剂。

中成药：助孕丸，每次6g，每日3次。

膏方：养血育麟膏方。

八诊（2019年8月27日）：停经56天，宫内妊娠8周。现无阴道流血，偶有小腹隐痛，无腰酸，无肛门坠胀感，恶心干呕，纳差，不思饮食，眠可，大便2日一行，成形，小便频数，色黄，自觉口水较多，无夜尿，余无不适。舌淡红，苔白，脉细。8月27日彩超示宫内妊娠8周，可见心管搏动，孕囊大小约40mm×16mm，胚芽长15mm，子宫小肌瘤可能，肌层可见低回声结节，较大者约11mm×8mm。辨证治法同前。

处方：菟丝子20g，桑寄生20g，续断片15g，熟党参15g，白术15g，山药15g，芡实15g，陈皮5g，紫苏梗10g，砂仁6g，苍术15g，女贞子15g，白芍15g。14剂，水煎服，每日1剂。

中成药及膏方继服同前。

九诊（2019年9月11日）：宫内妊娠10周，现无阴道流血，无小腹痛，无腰酸，无肛门坠胀感。近三四天饮食较前稍增多，眠可，口水多，清痰，质黏，易咳出，大便2日一行，不易解，小便黄。舌淡红，苔白，脉细滑。彩超示宫内妊娠10周，可见心管搏动，子宫小肌瘤10mm×7mm。辨证治法同前。

处方：熟党参15g，桑寄生20g，续断15g，山药30g，覆盆子15g，菟丝子 20g，陈皮 5g，砂仁 6g（后下），制佛手 10g，芡实 15g，甘草片 5g，酒黄精，15g。14 剂，水煎服，每日 1 剂。

中成药：助孕丸，每次 6g，每日 3 次。

按语

患者高龄产妇，自然流产 4 次，均孕 8 周余胚胎停育，月经量少，子宫内膜偏薄，2015 年因宫腔粘连行宫腔镜下手术治疗。脾肾两虚是其主要证型。肾主生殖，为冲任之本；患者自然殒堕 4 次，损伤肾气，肾虚则冲任不固，屡孕屡堕，先天不足，腰为肾之腑，腰酸为肾虚的表现，且患者多次流产刮宫，损伤子宫，宫腔粘连，瘀血内停，故经量少，经色暗红，有血块。患者平素脾虚，运化水湿不利，故有时出现便溏，脾虚气血生化乏源，无法养胎载胎，导致多次堕胎，舌淡红、苔白、脉细亦是脾肾两虚的表现。

治以补肾健脾兼活血，孕前预培其损。滋肾补肾，固摄先天之精，健脾养血，补益后天气血。活血通络，化瘀以畅胞脉。选用寿胎丸合四君子汤加减治疗 4 个月。寿胎丸、覆盆子补肾固冲任，四君子汤健脾，大便稀明显时加苍术健脾燥湿，陈皮理气和胃去湿，砂仁芳香化湿，白扁豆健脾化湿，黄体期加用巴戟天、淫羊藿加强补肾阳的作用。针对子宫内膜偏薄，在补肾养血基础上加入鸡血藤、丹参养血活血，山药、黄精健脾滋肾，罗颂平教授常重用黄精 30g 治疗子宫内膜薄。发现子宫肌瘤时加入荔枝核行气散结，消癥不伤气血。配合助孕丸、滋肾育胎丸补肾固冲，膏方选用滋阴养血方、养血育麟方补肾养血。经过治疗后患者月经量较前增多，大便稀，腰酸症状改善，试孕 1 个月获得妊娠。

孕后积极安胎，患者停经 28 天出现阴道少量出血，予中药寿胎丸合四君子汤加减，中成药助孕丸、滋肾育胎丸、安胎养血膏方、养血育麟膏方配合西药综合疗法保胎，经过治疗后阴道出血停止，胚胎发育良好，孕 8 周余出现妊娠恶阻的情况，在寿胎丸安胎基础上加入紫苏梗、砂仁、陈皮、佛手理气和胃止呕，熟党参、麸炒白术、山药、苍术、芡实健脾燥湿，黄精健脾益肾，保胎至 10 周余，获得了非常满意的疗效。

（刘昱磊　整理）

医案❸

曾某，女，36 岁，因"自然流产 2 次"于 2018 年 5 月 29 日初诊。

患者因 2 次自然流产行清宫术后出现宫腔粘连，于 2018 年 5 月 3 日在外院行宫腔粘连松解术＋球囊放置术，术后以人工周期治疗。末次月经：2018 年 5 月 1 日，经期 10 天，量适中。无口干口苦，纳寐可，二便调。现觉鼻塞，流清涕，咽痒咽痛，无咳嗽，易盗汗，怕冷。舌淡红，苔白，脉细。平素月经规律，周期 30 天，经期 4～5 天，量偏少，色红质稠，有血块，痛经，腰酸，头痛，心烦易怒。孕 2 产 0 自然流产 2。2015 年 6 月孕 1 个月余胎停，行清宫术，2016 年 8 月孕 2 个月胎停，行清宫术，查胚胎染色体正常。

辅助检查：夫妻双方染色体正常，地中海贫血检查正常。

西医诊断：复发性流产，宫腔粘连术后。

中医诊断：反复堕胎病。

辨证：肾虚血瘀。

治法：补肾活血。

处方：熟地黄 15g，赤芍 15g，丹参 15g，路路通 15g，牛膝 15g，郁金 15g，麸炒白术 15g，当归 10g，川芎 10g，香附 10g，鸡血藤 30g，鳖甲 20g（先煎）。20 剂，水煎服，每日 1 剂。

配合针灸治疗。

二诊（2018 年 8 月 2 日）：患者 7 月 17 日已取球囊，末次月经：7 月 3 日，经期 11 天，量中，色鲜红，有血块，腰酸，偶腹痛，无乳胀。上上次月经：6 月 3 日，经期 11 天。易出汗，怕冷，以头项、后背为主，夜间盗汗。无口干口苦，纳眠可，小便调，近日大便干结，每日一行。舌淡红，苔白，脉细。7 月 30 日查甲状腺功能正常，免疫功能检查示抗子宫内膜抗体、抗心磷脂抗体、抗精子抗体均正常。糖耐量及胰岛素检查正常。男方精液精子畸形率 96.5%，前项运动精子比例总数 63.5%。7 月 20 日复查宫腔镜示基本正常宫腔。

辨证：脾肾不固证。

治法：补肾健脾，养血调经。

处方：党参15g，续断15g，桑寄生20g，覆盆子15g，白术15g，菟丝子20g，糯稻根15g，山药15g，黄芪30g，芡实15g，陈皮5g，甘草6g。20剂，水煎服，日1剂。

中成药：助孕丸，每次6g，每日3次。

三诊（2018年10月9日）：末次月经2018年10月7日，现处于经期第3天，量适中，有血块，偶有腰酸，腹胀，易出汗，易疲劳，夜间出汗，纳寐可，大便每日一行，成形，小便调。舌淡红，苔白，脉细。嘱其测量基础体温，B超监测排卵。辨证治法同上。

处方：党参15g，续断15g，桑寄生20g，山药15g，覆盆子15g，菟丝子20g，黄芪15g，白术15g，丹参15g，黄精30g，鸡血藤30g，香附10g。14剂，水煎服，日1剂。

中成药：助孕丸，每次6g，每日3次。

守法治疗，2019年1月9日再诊，停经34天。末次月经：2018年12月5日，经期5天，量、色、质均正常。2019年1月4日自测尿妊娠试验阳性，至今反复阴道流血，量少，护垫即可。腰酸，无腹痛，无恶心呕吐，无肛门坠胀感，夜间入睡时后背、腰部汗出较多，纳眠可，二便调。夜尿每晚1～2次。2019年1月7日于外院查人绒毛膜促性腺激素β亚基109.6IU/mL，孕酮267.62pg/mL，雌二醇24.64ng/mL。

西医诊断：先兆流产？异位妊娠？复发性流产。

中医诊断：胎动不安？异位妊娠？反复堕胎病。

辨证：脾肾不固证。

治法：补肾健脾安胎。

处方：党参15g，续断15g，山药15g，覆盆子15g，黄芪15g，白术15g，桑寄生20g，菟丝子20g，侧柏炭10g，酒苁蓉10g，陈皮5g，阿胶珠2包。

7剂,水煎服,日1剂。

服药后阴道流血止,去侧柏炭,后B超提示宫内妊娠,仍以补肾健脾安胎为法进行治疗至孕12周,2019年3月11日查颈项透明层厚度1.0mm,宫内单活胎(12周+4天)。

按语

肾藏精,经水出诸肾,肾主生殖。肾在月经的产生和调节及生殖过程中起主导作用。肾精不足,无以化生阴血,胞脉空虚,血海不盈,可导致月经过少、闭经、不孕、流产。

该例患者因肾精不足,精血亏少,冲任、胞脉失养而致流产反复发生。流产发生后,又因宫腔手术,金刃直接损伤胞宫血络,血溢脉外,耗伤气血,瘀血内留;金刃损伤亦可致胞宫气血逆乱,冲任气血运行不畅而加重血瘀。瘀血阻滞,气血运行不畅,胞脉不通,经水阻隔不得下行而致宫腔粘连、月经过少。故该患者辨证为肾虚血瘀证。

该病的诊治过程可体现罗颂平教授对于慢性难治性疾病分阶段治疗的思想。首诊时,处于经前期(球囊放置中),以四物汤加味活血通经。方中四物汤补血和血;怀牛膝攻补兼施,补肝肾,活血通经;白术健脾益气;路路通通经利水;郁金行气开郁;鳖甲对宫腔粘连起软坚散结的作用;丹参活血通经;鸡血藤活血补血而调经,配伍当归、川芎、香附,适合血瘀证,配伍当归、熟地黄则适合血虚证。二诊已取球囊,宫腔镜提示正常宫腔,按经前期进行治疗,以寿胎丸合四君子汤加减,补肾健脾,养血调经。三诊正值卵泡期,治疗继续以寿胎丸合四君子汤为基础方,加黄精补益肾精;鸡血藤配伍丹参、香附养血活血。四诊已妊娠,但有少量阴道流血,腰酸,考虑胎动不安,辨证为脾肾不固证,以寿胎丸合四君子汤加收涩止血之侧柏炭补肾健脾,固冲安胎。由此案例可看到,罗颂平教授根据月经周期不同阶段气血阴阳的变化规律,适时灵活采用补肾健脾与活血化瘀法,达到理想疗效。

(冯倩怡　整理)

医案④

汤某，女，41岁，已婚。因"连续不良孕史3次，月经停闭6个月余"于2013年5月8日初诊。

患者既往月经欠规律，周期45～60天，经期6天，量适中，色鲜红，无血块、痛经、腰酸等。末次月经：2012年10月22日，持续7天干净，量中，色鲜红。孕3产0自然流产2葡萄胎1。2009年、2012年稽留流产，2010年部分性葡萄胎。2012年稽留流产行清宫术后，因宫腔粘连致月经停闭，于2012年7月7日行宫腔粘连松解术＋上环术，术后人工周期治疗3个月取环。患者生育要求强烈。现口腔溃疡，纳眠可，小便调，大便干。舌红，苔黄，脉细。

西医诊断：闭经，复发性流产，葡萄胎术后，宫腔粘连术后。

中医诊断：闭经，反复堕胎。

辨证：肝肾不足，血虚血瘀证。

治法：补益肝肾，养血活血。

处方：熟地黄15g，菟丝子20g，当归10g，枸杞子15g，山药15g，巴戟天15g，鸡血藤30g，郁金15g，丹参15g，黄精30g，石菖蒲10g，牛膝15g。14剂，水煎服，每日1剂。

中成药：胎宝胶囊，每次3粒，每日3次。复方阿胶浆，每次1支，每日3次。

二诊（2014年2月4日）：患者月经分别于2013年11月24日、12月23日来潮，末次月经2014年1月24日，3天净，量少，护垫即可，色鲜红，有痛经、腰酸。纳眠可，小便调，大便稍溏，每日一行。舌尖红，苔薄白，脉细。自诉基础体温已升高13天。

辨证：肾虚肝郁，血虚血瘀证。

治法：补肾疏肝，养血活血。

处方：菟丝子15g，巴戟天15g，当归10g，白芍15g，白术15g，茯苓15g，鸡血藤30g，丹参15g，柴胡10g，香附10g，石斛10g，女贞子15g。

14 剂,水煎服,每日 1 剂。

三诊(2014 年 3 月 23 日):末次月经 2014 年 3 月 11 日，4 天净，量极少，护垫即可，痛经，有血块，无腰酸。诉排卵期前后有小腹隐痛不适感，现无明显不适，纳眠可，小便调，大便溏。舌尖红，苔白，脉细。基础体温升高 10 天。辨证：气滞血瘀证。治法：行气活血。

处方：丹参 15g，赤芍 15g，牛膝 15g，鸡血藤 30g，皂角刺 15g，泽兰 10g，枳壳 15g，当归 10g，川芎 10g，路路通 15g，王不留行 15g。14 剂，水煎服，每日 1 剂。

中成药：益母调经化瘀合剂，每次 30mL，每日 3 次。血府逐瘀颗粒，每次 1 袋，每日 3 次。

四诊(2014 年 4 月 13 日):末次月经 2014 年 3 月 11 日，4 天净，量极少。无不适，纳眠可，二便调。舌尖红，苔薄黄，脉细。3 月 30 日 B 超提示宫内膜厚 0.5cm，光点不均。子宫、双附件未见异常。未见优势卵泡。

辨证：肾虚肝郁证。

治法：补肾疏肝，行气活血。

处方：熟地黄 15g，菟丝子 20g，枸杞子 15g，山药 15g，巴戟天 15g，郁金 15g，鸡血藤 30g，丹参 15g，石菖蒲 10g，香附 10g，乌药 15g，木香 6g。14 剂，水煎服，每日 1 剂。

五诊(2014 年 6 月 24 日):停经 51 天，阴道少量流血 3 天。末次月经 2014 年 5 月 5 日。诉 6 月 22 日少许阴道流血至今，纸巾擦拭即可，无恶心呕吐，腰酸，时有下腹不适，易上火，纳眠可，二便调。舌尖红，苔白，脉细。6 月 21 日外院测人绒毛膜促性腺激素 β 亚基 3835.9IU/mL，孕酮 22.52ng/mL；我院 6 月 23 日复测人绒毛膜促性腺激素 β 亚基 7068IU/L，孕酮 151.4nmol/L，雌二醇 1675pmol/L。B 超示宫内妊娠 5 周，未见明显胚芽。基础体温高温 18 天。6 月 22 日至 6 月 23 日肌内注射黄体酮注射液，每次 20mg，每天 1 次。

西医诊断：先兆流产。

中医诊断：胎动不安。

辨证：脾肾不固证。

治法：补肾健脾安胎。

处方：党参 15g，桑寄生 20g，续断 15g，山药 15g，覆盆子 15g，菟丝子 20g，黄芪 15g，白术 15g，阿胶 10g，白芍 15g，香附 10g，远志 10g。14 剂，水煎服，每日 1 剂。

西洋参 10g，陈皮 5g。14 剂，炖服，每日 1 剂。

中成药：助孕丸，每次 6g，每日 3 次。

2014 年 7 月 5 日复查 B 超提示宫内妊娠约 6 周，可见胎心搏动。7 月 16 日阴道流血已净。7 月 19 日 B 超提示宫内妊娠 9 周，可见胎心。继续补肾健脾安胎治疗。

六诊：孕 13 周，阴道出血 1 天。B 超提示宫内妊娠 13 周，低置胎盘（胎盘下缘距离宫颈内口约 11mm）。

辨证：虚热证。

治法：补肾清热，养血止血。

处方：菟丝子 20g，桑寄生 20g，续断 15g，女贞子 15g，白芍 15g，石斛 10g，山药 15g，覆盆子 15g，地骨皮 10g，墨旱莲 15g，陈皮 5g，麦冬 10g，阿胶珠 10g，仙鹤草 15g，藕节 15g。

2 天后阴道出血止。以补肾健脾，养血安胎为法，治疗至 21 周，孕期平稳。2015 年 2 月剖宫产一健康男婴。

（按语）

《素问·上古天真论》曰："五七，阳明脉衰，面始焦，发始堕。"临床认为女性 35 岁后步入生殖高龄的阶段，其特点是不孕率高，流产率高，畸胎率高。该患者就诊时 41 岁，年近六七，为生殖高龄女性，虽能受孕，但胎难成实，依次出现稽留流产、部分性葡萄胎、再次稽留流产。罗颂平教授认为随着年龄的增长，肾气渐衰，天癸渐乏，冲任渐涸，出现月经异常，难受孕，即便受孕也易出现流产等不良情况。所以，对于高龄女性首先要暂缓其肾气之衰，并使其肾气相对充足，使天癸暂旺，任通冲盛暂时恢复，从而使其卵巢、卵子功能及全身的功能都恢复到较佳的状态，使其在此特定时期身体保持相对年轻的状态，不但有利于受精，也有利于保证受精卵的质量。

针对该病，治疗特点有三：一是补肾培元，缓冲任之衰。张锡纯在《医学衷中参西录》中强调"胎在母腹，如果善吸其母之气化，自无下坠之虞。且男女生育，皆赖肾脏作强"。任主胞胎，冲为血海，冲任之本在肾，肾是生育之根，高龄者肾气虚损，冲任不固，则易出现不良孕史，所以肾虚是高龄不良孕史的基础。肾为先天之本，主生殖，肾气充盛，肾中的阴精物质充足，在肾阳的温化下化生天癸，使任脉通、冲脉盛，则可正常生殖。故孕前常以菟丝子、山药、黄精、巴戟天补肾中阴精阳气，精能化气，气能化阴，肾气得充，天癸化生有源，冲任得健。孕后更须加强补肾固肾，酌加覆盆子、桑寄生、续断等，孕前孕后常用寿胎丸加减。二是疏肝活血，畅冲任气血。此类患者大多情绪焦虑，肝气郁结，且多次孕堕、葡萄胎、清宫等致瘀血留滞，故孕前在补肾基础上常配合柴胡、郁金、香附、丹参、鸡血藤等疏肝解郁，活血养血，常用逍遥散加减。三是益气养血，固冲任之本。妇人以血为本，孕后阴血下聚胞宫，养胎更显不足，《景岳全书》提到"凡胎孕不固，无非气血损伤之病。盖气虚则提摄不固，血虚则灌溉不周"。故孕前常用熟地黄、当归、阿胶、鸡血藤、山药、白术等养血活血，与补肾药相伍，精血同补，肝肾同调，精血互生，常用四物汤配伍寿胎丸加减。孕后常用人参（或红参、西洋参）与阿胶同煎，增强补益气血之功，常用四君子汤配伍寿胎丸加减。罗颂平教授注重孕前调补，注重培元固本，强调预培其损，治疗以补肾固冲任、养血调冲任为基础，配合疏肝活血。经过系统治疗后患者受孕，妊娠结局良好。

（朱玲　整理）

医案⑤

尹某，女，30岁，已婚。因"孕2个月余，反复排尿困难6天"于2012

年 12 月 25 日初诊。

患者 12 岁月经初潮，平素月经规律，4～5/30～32 天，量中，色红，孕 1。末次月经：2012 年 10 月 5 日，患者因不孕于外院行体外授精－胚胎移植后受孕成功，于 2012 年 12 月 19 日晚出现腹胀，尿频、尿急、尿少，无血尿，2 小时后排尿不出，伴右下腹胀痛不适，疼痛难忍，后到我院急诊科就诊，行导尿术及留置尿管处理。2012 年 12 月 21 日拔出尿管后，连续 3 日能自行排尿。2012 年 12 月 24 日晚又出现尿少，点滴而出，甚至无尿，下腹胀痛不适明显，腰酸，遂又行导尿术并留置尿管至今。现患者无阴道流血，无尿频尿急，无下腹坠胀感，自觉乏力，稍腰酸，胃纳欠佳，难入睡。舌红，苔薄白，脉滑细。

西医诊断：妊娠合并急性尿潴留。

中医诊断：妊娠小便不通。

辨证：气虚证。

治法：升清降浊，化水利气安胎。

处方：熟党参 15g，桑寄生 20g，续断 15g，山药 15g，盐杜仲 15g，菟丝子 20g，黄芪 30g，白术 15g，砂仁 5g（后下），萆薢 15g，升麻 10g，柴胡 5g，陈皮 5g。7 剂，每日 1 剂，水煎服。

中成药：助孕丸（院内制剂），每次 6g，每日 3 次。

二诊（2012 年 12 月 31 日）：孕 12 周，尿管已拔，自觉少许尿频尿急，排尿不畅，小腹稍胀，稍腰酸，舌红苔薄白，脉滑细。

辨证：气阴不足。

治法：益气滋阴利水。

处方：太子参 30g，北沙参 15g，黄芩 10g，黄柏 10g，黄芪 30g，车前草 15g，萆薢 15g，黄精 30g，陈皮 5g，淡竹叶 10g，砂仁 5g（后下），白芍 10g，藿香 10g。7 剂，每日 1 剂，水煎服。

三诊（2013 年 1 月 8 日）：患者因妊娠合并急性尿潴留在外院住院治疗，

留置尿管已5天，曾尝试拔管3次均未成功，并伴有尿道感染症状，予头孢呋辛钠注射液静脉注射。家人代复诊，诉服用中药后上述症状好转，现头痛，咽痛，口干，干呕，纳差，难入睡，大便1～2次/天，便溏，舌红苔白。

辨证：气阴不足。

治法：益气滋阴利水。

上方去白芍、藿香，加乌药10g，泽泻10g，人参叶10g。7剂，每日1剂，水煎服。

四诊（2013年1月15日）：患者已拔出尿管9天，现无尿频、尿急、尿痛，无腹胀及腰酸，间伴恶心，口干，胃纳欠佳，眠可，大便正常，舌红苔白腻，脉细滑。

辨证：阴虚湿热。

治法：滋阴清热安胎。

处方：太子参30g，北沙参15g，黄芩10g，黄柏10g，黄芪30g，车前草15g，萆薢15g，黄精30g，陈皮5g，淡竹叶10g，制远志10g，广藿香10g。7剂，每日1剂，水煎服。

之后随访未再出现尿潴留的情况，于2013年7月10日剖宫产一健康男婴。

（按语）

妊娠合并癃闭又名"妊娠小便不通"，古称"转胞"或"胞转"，是指妊娠期间小便不通，甚至小腹胀急疼痛，心烦不得卧，属急证，患者较痛苦。《金匮要略·妇人杂病脉证并治》曰："妇人病，饮食如故，烦热不得卧……不得溺也。"《诸病源候论》言："胞转者，由是胞屈辟，小便不通……其病状，脐下急痛，小便不通是也。"《丹溪心法》谓："胞转者，凡强忍小便，或尿急疾走，或饱食忍尿……气迫于胞，故屈戾不得舒张也。"该病病因病机是胎气下坠，压迫膀胱，致膀胱不利，水道不通，尿不得出，属本虚标实证。该患者属气虚证，因素体虚弱，中气不足，妊娠后胎体渐长，气虚无力举胎，胎重下坠，压迫膀胱，清阳不升，浊阴不降，故尿不得出。本病以"急则治其标，缓则治其本"为治则，若小便不出，腹部胀痛难忍，宜先采用导尿术以缓解急证，再辨证论治。癃闭的形成与肾、肺、脾有关，尿液的生成与排泄，除肾的气化功能外，还依赖肺的通调与脾的传输功能。罗颂平教授在滋阴补肾、清热祛湿的基础上，加上健脾益气药以助膀胱气化，益气升提举胎，化气行水导尿，起到"提壶揭盖"的作用，效果显著。并强调不可因小便不通，而滥用通利之法，使虚者愈虚，犯虚虚之戒。

（郑泳霞　整理）

第四节　产后病

　　产妇在新产后及产褥期发生与分娩或产褥有关的疾病，称为"产后病"。产后疾病临床常见的有产后遍身疼痛、产后自汗、产后恶露不绝、产后小腹疼痛、产后大便难、产后发热等。产后诸症，多发于新产之后。其病因病机可归纳为三个方面：一是亡血伤津。因产时耗气伤血致气血不足，易致产后腹痛、产后发热、产后大便难、产后眩晕等，正如《傅青主女科》指出："凡病起于血气之衰，脾胃之虚，而产后尤甚。"二是瘀血内阻。因产后胞宫空虚，寒邪易乘虚而入，血为寒凝，瘀血内阻，或胞衣滞留，影响冲任，血不归经，常致产后腹痛、产后恶露不绝等。三是外感六淫之邪或饮食房劳所伤，产后百节空虚，易感受外邪，可致产后发热、产后身痛、产后腰痛、产后恶露不绝等，《傅青主女科》指出："夫产后忧惊劳倦，气血暴虚，诸症乘虚易入。"《妇科经纶》指出："妇人产后十二症病，带下无子，皆是冷风寒气，或产后未满百日，胞络恶血未尽，便利于悬圊上，及久坐，湿寒入胞里，结在小腹。"

　　产后病的诊断，需根据产后的病机特点，注意"三审"与"三禁"。先审下腹痛与不痛，以查恶露有无停滞；次审大便通与不通，以验津液之盛衰；再审乳汁行与不行及饮食情况，以察胃气强弱。《景岳全书》中指出"不可汗、不可下、不可利小便"。

一、治疗原则

罗颂平教授认为产后病病机为本虚标实，故临证应根据"亡血伤津、瘀血内阻、多虚多瘀"的特点，本着"勿拘于产后，勿忘于产后"的原则。产后诸症，最当明察虚实，大都可按可揉者为虚，拒按拒揉者为实，但往往实中有虚，虚中有实，当仔细辨察。具体原则如下。

1. 产后病多虚实夹杂，然多以虚为主，治病必求于本

明代张景岳在《景岳全书》中论述："产后气血俱去，诚多虚证，然有虚者，有不虚者，有全实者。凡此三者，但当随证随人，辨其虚实，以常法治疗。"针对产后恶露不绝，辨证施治，同病异治，选择不同的膏方，如证属瘀血阻滞者，罗颂平教授喜用生化养血膏方，如证属阴虚血瘀者，则选用滋阴养血膏方佐治。

2. 产后病多气血不足，治疗需顾及气血

《济阴纲目》指出："凡产后有病，先固气血。"故临证选方用药，需时时顾及气血。产后失血伤阴，阴血亏虚，经脉关节失于濡养，致肢体酸痛，针对产后身痛证属气血不足者，罗颂平教授喜用独活寄生汤化裁，同时配合补中益气颗粒口服，益气扶正以固本。

3. 产后多阴血不足，遣方用药需平和，避免过于寒温

如有郁结之气勿专耗散，如有食积勿专消导。清热慎用芩、连，祛寒慎用桂、附。因过寒则血液凝滞，过热则新血崩流。产妇产后气血俱虚，治疗上不宜使用过于寒凉或温燥之品。治疗产后恶露不绝证属阴虚者，罗颂平教授指出需补益肝肾以澄源固本，祛瘀生新以止血，选方以罗元恺教授经验方"滋阴固气汤"加减，方中岗稔根是岭南药材，性平和，一般重用至 30g。

4. 产后本虚，虚则外易感邪，内易生痰留瘀，故常需攻补兼施

《女科精要》指出："产后诸证，不可概服补药，恐有瘀血凝滞也，非行

血则邪不去。即诸虚症，亦须血行其气乃复，但行之有方，不可过峻。"产后多虚多瘀，但化瘀勿过于攻破，以防耗气伤血，正如《傅青主女科》指出："血活则瘀自除，血结则瘀作祟，若不补血而反败血，虽瘀血可消，毕竟耗损难免。不若于补血之中，以行逐瘀之法，则气血不耗，而瘀亦尽消矣。"一般选用当归、川芎既能养血又能活血，活血不伤正气，而不选用破血之品如三棱、莪术等。

5. 内外合治，膏方缓攻

唐代孙思邈在《千金方》中指出："产后之病，难治于余病也。妇人产讫，五脏虚羸，唯得将补，不可转泻。若其有病，不须快药。若行快药，转更增虚，就中更虚，向生路远。"针对产后病的病机特点，配伍中医外治法。如产后身痛者，可配合雷火灸法，通过经络腧穴的传导调节作用，以达到补益肝肾、活血化瘀止痛之功。产后患者体质虚弱，使用膏方攻补兼施，便于服用。

故临证时必当详审病机，正确辨证，必要时中西医结合治疗，增强疗效。

（阮丽君　整理）

二、医案举隅

1. 产后恶露不绝

医案 ①

卫某，女，34 岁，已婚。因"产后 18 天，阴道出血不净"于 2014 年 7 月 2 日初诊。

末次月经：2013 年 9 月 20 日，于 2014 年 6 月 14 日顺产一女，在广州医科大学附属第三医院诊断为轻度贫血。现阴道少量出血，粉红色。有腰酸，白天容易出汗，夜间盗汗，容易疲倦，母乳喂养，乳汁充足，食欲欠佳，睡眠差，二便调，舌暗红，苔白，脉细。孕 5 产 1，自然流产 2 次，引产 2 次。

辅助检查：2014 年 6 月 16 日血常规示血红蛋白 82g/L，白细胞计数 12.9×10⁹/L，中性粒细胞百分比 57.4%。

2014 年 6 月 26 日妇科彩超提示产褥期子宫，宫腔至宫颈管内可见低回声区，范围 74mm×33mm，考虑宫腔积血，宫腔内可见混合回声团，大小约 41mm×25mm，宫内混合回声团内部血流信号较丰富，妊娠残留与血块相鉴别，双侧附件未见异常。

2014 年 7 月 2 日妇科彩超提示宫腔内可见不均匀稍高回声团及低回声区，范围约 46mm×21mm，高回声团范围约 27mm×20mm，彩色多普勒血流显像检查见高回声团和丰富的动静脉血流信号。

中医诊断：产后恶露不绝。

辨证：肾虚血虚血瘀。

治则：补肾养血，化瘀止血。

处方：牡蛎 30g（先煎），川断 15g，墨旱莲 20g，女贞子 15g，枳壳 15g，郁金 15g，益母草 30g，生蒲黄 10g，蒲黄炭 10g，三七粉 3g，当归 10g，川芎 10g。6 剂，水煎服，每日 1 剂。

中成药：宫血宁胶囊，每次 2 粒，每天 3 次；龙血竭片，每次 5 片，每天 3 次。

西药：缩宫素 10 单位，肌内注射，每天 1 次，共 3 次。

二诊（2014 年 7 月 9 日）：顺产后 25 天，恶露未净，哺乳中，服药后恶露减少，色淡红，间有血块，时有少许腰酸，出汗较前减少，纳眠可，二便调。2014 年 7 月 9 日复查妇科彩超：宫腔下段近前壁内可见不均匀稍高回声团（1.9mm×1.4mm），其周边及内部未见明显血流信号。

继续采用补肾活血法，前方去当归、川芎，易三七粉为三七片 10g，生蒲黄加至 20g，加茯苓 15g，皂角刺 10g，共 7 剂。中成药加云南红药胶囊，每次 2 粒，每天 3 次，口服。缩宫素继续按照前面用量用法治疗 3 天，龙血竭片继续服用。

按语

清代《胎产心法》指出："产后恶露不止……由于产时伤其经血，虚损不足，不能收摄，或恶血不尽，则好血难安，相并而下。"该患者34岁，既往自然流产2次，引产2次，数次堕胎损伤肾气，肾气不足，动力不足，无法将产后瘀血及时排出体外，瘀血阻于胞宫，新血不能归经，而恶露不止。B超显示宫内混合回声团、舌暗红均为瘀血的表现。腰为肾之腑，腰酸为肾虚的表现。阴道少量出血，色淡红均为气血不足的表现。白天容易出汗，夜间盗汗，容易疲倦，食欲欠佳，舌苔白、脉细均为血虚的表现。综上，患者属于肾虚血虚血瘀证。

罗颂平教授采用补肾养血，化瘀止血之法，选用川断、墨旱莲、女贞子补肾止血，枳壳、益母草理气活血，促进子宫收缩，而且益母草用至30g，活血化瘀力度较大，郁金疏肝活血化瘀，生蒲黄、蒲黄炭同用，增加化瘀止血的作用，三七粉活血止血，牡蛎收敛止血。产后不忘多虚多瘀的特点，本例患者还合并贫血，选用当归、川芎既能养血又能活血，活血不伤正气，并没有选用破血之品如三棱、莪术等。同时针对患者宫腔内瘀血范围大，血流信号丰富的特点，中西医联合治疗，肌内注射缩宫素帮助子宫收缩，促进瘀血排出。中成药选用宫血宁胶囊、龙血竭片加强活血止血的作用。治疗后患者恶露减少，间有血块排出，出汗较前减少，复查B超示宫内异常回声明显缩小，未见周围有丰富血流信号，取得了很好的疗效，免除了清宫的伤害。二诊加云南红药胶囊，生蒲黄加至20g进一步加强活血止血的作用。

（刘昱磊　整理）

医案②

李某，女，38岁，已婚。因"产后恶露不绝1个月余"于2017年9月26日初诊。

患者于2017年8月11日剖宫产下一女婴，孕3产1，人工流产2次，产后至今恶露未净，量少，护垫可，淡褐色，时有腰酸，腹部隐痛，易上火，口干，无口苦，纳可，眠差，大便日一行，质干，小便调。处于哺乳期，舌暗，苔白，脉细。

辅助检查：2017 年 9 月 9 日妇科 B 超示子宫大小正常，宫腔内异常暗区，考虑宫腔积液（17mm×3mm）。子宫前壁下段切口处回声异常，考虑术后改变（16mm×11mm，回声不均）。双附件正常。

中医诊断：产后恶露不绝。

辨证：气虚血瘀证。

治法：补气活血，化瘀止血。

处方：当归 10g，川芎 10g，桃仁 15g，麸炒枳壳 10g，干益母草 15g，熟党参 15g，黄芪 15g，炙甘草 6g，艾叶 10g，蒲黄炭 10g，牡蛎 30g（先煎），续断片 15g。7 剂，水煎服，每日 1 剂。

中成药：龙血竭片，每次 5 片，每日 3 次。

二诊（2017 年 10 月 9 日）：2017 年 10 月 5 日恶露止，现腰酸，无腹痛，纳眠可，二便调，大便稍黏腻，哺乳。舌淡红，苔白，脉细。2017 年 10 月 9 日妇科 B 超示子宫内膜厚 4mm，子宫大小正常，双附件未见明显异常。

辨证：肾脾两虚，血虚血瘀证。

治法：补肾健脾，养血活血。

中成药：补中益气颗粒，每次 3g，每日 2 次。

中药膏方：当归 100g，川芎 100g，桃仁 100g，炙甘草 90g，炮姜 50g，党参 150g，黄芪 150g，白术 150g，山药 150g，茯苓 120g，熟地黄 150g，白芍 150g，黄精 150g，仙茅 100g，鸡血藤 300g，鹿角霜 100g，续断 150g，杜仲 150g，狗脊 150g，桑寄生 200g，陈皮 60g，藿香 100g，三七 100g，麦芽 300g，山楂 100g，丹参 120g，路路通 100g，枳壳 100g。另加：红参 100g，阿胶 200g，冰糖 300g，饴糖 200g，黑枣 100g，黄酒 500mL。

（按语）

产后恶露不绝是指产后血性恶露持续 10 天以上者，是胞宫藏泄失度，冲任不固，气血运行失常所致。该患者剖宫产，手术损伤冲任，余血未尽，血不归经，产后血性恶露持续月余未净。瘀血阻滞，不通则痛，故腹部隐痛，《金匮要略·妇人产后病脉证并治》曰："产后七八日，无太阳证，少腹坚痛，此恶露不尽。"新产后，气血俱伤，气血不足，故量少，淡褐色，腰为肾府，肾气不足，腰失所养，故腰酸。舌暗，苔白，脉细均为气虚血瘀之症。

治疗以补气活血，化瘀止血为法。《医宗金鉴·妇科心法要诀》言："产后恶露乃裹儿污血，产时当随胎而下……若日久不断，时时淋沥者，或因冲任虚损，血不收摄；或因瘀行不尽，停留腹内，随化随行。当审其血之色，或污浊不明，或浅淡不鲜，或臭，或腥，或秽，辨其为实为虚，而攻补之。虚宜十全大补汤加阿胶、续断，以补而固之。瘀宜佛手散，以补而行之。"以当归、川芎、桃仁、益母草、蒲黄炭合龙血竭片化瘀止血、生新止痛；血得温则行，以艾叶温里散寒助温经化瘀，牡蛎收涩止血，患者年逾五七，肾虚脾亦虚，且产后多虚，故以党参、黄芪、炙甘草补气健脾，合当归补气生血，续断补肾固冲，药后恶露净，遂以扶正为主，兼以祛瘀生新，以补中益气颗粒补气生血，生化养血膏补气养血，化瘀生新，固本善后，其中红参、党参、黄芪、白术、熟地黄、黄精、阿胶、当归等补气养血，桃仁、川芎、鸡血藤、山楂、丹参、三七等化瘀生新，仙茅、鹿角霜、续断、杜仲、狗脊、桑寄生等补肾固冲，陈皮、麦芽健胃调中。诸药合用，共达补虚生新之功，以调理善后。

（朱玲　整理）

医案 ③

徐某，29岁，已婚。因"产后41天，恶露未净"于2019年11月27日初诊。

患者于2019年10月18日顺产一女婴，现产后41天，恶露未净，现量少，用护垫可，色暗红，无异味。2018年曾因"孕8周稽留流产"行清宫术。既往有多囊卵巢综合征病史。孕2产1稽留流产1次。现自觉腰痛，偶有下腹隐痛，乳汁少，易上火，口干，无口苦，纳眠可，大便调。舌淡红，苔白，脉细。

中医诊断：产后恶露不绝。

辨证：肾虚血瘀证。

治则：补益肝肾，祛瘀生新。

处方：仙鹤草15g，岗稔根30g，续断15g，牡蛎30g（先煎），地榆20g，三七粉3g（冲服），女贞子15g，墨旱莲20g，白术15g，酒黄精15g，茜草15g，蒲黄炭10g（包煎）。7剂，水煎服，每日1剂。

中成药：裸花紫珠片，每次2粒，每日3次。

二诊（2019年12月11日）：现腰痛，恶露未净，色暗红，量少，护垫可，乳汁少，易上火，口干，无口苦，纳眠可，二便调。舌淡红，苔白，脉细。妇科检查示阴道少许血性分泌物。2019年12月5日超声提示子宫内膜厚3mm，子宫及双附件区未见异常。

处方：菟丝子20g，桑寄生20g，续断15g，女贞子15g，墨旱莲15g，白芍15g，山药15g，覆盆子15g，杜仲15g，炒白术15g，酒黄精15g，补骨脂10g。14剂，水煎服，每日1剂。

中成药：葆宫止血颗粒，每次1包，每日2次。

中药膏方：养血育麟方。

三诊（2020年1月6日）：现恶露已净，月经未来潮。易上火，口干，无口苦，易疲乏，膝部酸痛，无腰酸，乳汁少，纳可，睡眠时间不足，大便干结，每天一次，小便正常。舌淡红，苔白，脉细。

处方：熟党参15g，桑寄生20g，续断15g，山药30g，菟丝子20g，白术15g，陈皮5g，女贞子15g，石斛10g，路路通15g，丝瓜络15g，黄精30g。7剂，水煎服，每日1剂。

中成药：补中益气颗粒，每次1包，每日3次。

按语

《妇人大全良方》云："夫产后恶露不绝者，由于产后伤于经血，虚损不足。或分解之时恶血不尽，在于腹中，而脏腑挟于宿冷，致气血不调，故令恶露淋沥不绝也。"产后恶露不绝临证多虚实夹杂，因产时耗伤气血，风冷乘虚与血搏结，血则壅滞而积蓄于内，故令恶露淋沥不净。本例患者为初产妇，现自觉腰痛，伴下腹隐痛，乳汁少，考虑为肾虚血瘀证。

本例为产后恶露不绝，出血量少，淋沥不净，初诊时以补益肝肾、化瘀止血为法。以女贞子、墨旱莲、黄精滋补肝肾，续断补肾固冲，蒲黄炭、三七粉化瘀止血，仙鹤草、地榆、茜草凉血止血，岗稔根、牡蛎收涩止血。二诊时阴道流血仍未止，量少色暗，遂增强补肾固冲之力，以菟丝子、桑寄生、续断、覆盆子、杜仲、补骨脂温肾固冲，仍以女贞子、墨旱莲、黄精滋补肝肾，药后阴道流血止，在温肾固冲、滋补肝肾的基础上，配伍党参、山药、白术、陈皮益气健脾，和胃调中，助运中焦以补先天，资乳汁，培基固本，调理善后。

（阮丽君　整理）

2. 产后身痛

医案 ①

曾某，女，33岁，已婚。因"产后76天，腰膝酸痛1个月余"于2013年1月18日初诊。

患者2012年10月30日（孕37周）剖宫产一女婴，新产后出汗较多，产后25天恶露干净。但腰膝酸痛，畏寒，常冷战，易感冒，胃纳可，饭后易腹胀，嗳气，反酸，夜寐多梦。有小便不尽感，偶有失禁，大便黏腻，一日2～3行。舌淡暗，苔白厚，脉弦。产后1个月停母乳喂养。孕3产2，自然流产1次，2007年足月引产死胎一次，2011年7月孕40余天自然流产1次。既往有多发性肌炎、甲状腺功能亢进病史。

中医诊断：产后身痛。

辨证：寒凝血瘀。

治法：温经散寒，活血通络。

处方：桑寄生 20g，独活 15g，杜仲 20g，黄芪 15g，鸡血藤 30g，千斤拔 30g，桂枝 10g，川芎 10g，当归 10g，细辛 3g，牛膝 15g，丹参 15g，赤芍 15g。

膏方：当归 100g，川芎 100g，桃仁 100g，炙甘草 90g，炮姜 50g，党参 150g，黄芪 150g，白术 150g，山药 150g，茯苓 120g，熟地黄 150g，白芍 150g，黄精 150g，仙茅 100g，鸡血藤 300g，鹿角霜 100g，续断 150g，杜仲 150g，狗脊 150g，桑寄生 200g，陈皮 60g，藿香 100g，三七 100g，麦芽 300g，山楂 100g，丹参 120g，路路通 100g，枳壳 100g。

另加：红参 100g，阿胶 200g，冰糖 300g，饴糖 200g，黑枣 100g，黄酒 500mL。

配合补脾益肠丸调理肠胃功能。

1 个月后回访，患者诉腰膝酸痛及腹胀等症状消失。产后 3 个月月经复潮，周期及经期基本正常，月经量略多。

按语

患者新产后出汗较多，后出现腰膝酸痛，《经效产宝》指出："产后中风，身体疼痛，四肢弱不遂。"《济阴纲目》指出："产后遍身疼痛者何？答曰：产后百节张开，血脉流散，遇气弱则经络分肉之间，血多留滞，累日不散，则骨节不利，筋脉引急，故腰背不得转侧，手足不能动摇，身热头痛也。若医以为伤寒治之，则汗出而筋脉动惕，手足厥冷，变生他病。但服趁痛散除之。"汗多伤阳，阳虚失其温煦之功，且剖宫产、既往引产、流产史，均可致冲任损伤，瘀血留滞，冲任之本在肾，肾阳不足，肾府失养，瘀血阻滞，不通则痛，故腰膝酸痛，肾阳不足，失其固摄之功，故有小便不尽感；卫阳不足，故畏寒易感；胃阳不足，腐熟水谷功能下降，故饭后易腹胀，嗳气，反酸，舌淡暗，苔白厚，脉弦。辨证为寒凝血瘀，治疗以温经散寒、活血通络为法。桂枝、细辛温经散寒止痛；独活祛风散寒，通络止痛；桑寄生、杜仲补肾强腰；黄芪、千斤拔益气健脾助卫阳；鸡血藤、川芎、当归、牛膝、丹参、赤芍养血活血，共达温里散寒，化瘀止痛，兼补肾健脾、补气养血之功。汤者荡也，取效迅速，能较快改善症状，在汤剂的基础上使用膏方，巩固疗效，方便服用。加狗脊、仙茅等加强补肾强腰的作用，加红参、阿胶等增强补气养血之功，加藿香、陈皮、麦芽、山楂等加强化湿和中、消食导滞之功。守生化汤合独活寄生汤之方意，针对患者产后多虚多瘀的特点，既温阳补虚以扶正，又散寒化瘀以祛邪，寒瘀去，经络通，气血复，则诸症缓解。

（朱玲　整理）

医案②

范某，女，31岁，已婚。因"产后身痛5个月"于2012年11月25日初诊。

患者于2012年6月行剖宫产，之后出现四肢多个大关节疼痛不适，局部无红肿，皮温不高，活动受限，至今疼痛未缓解，产后哺乳至今。2012年9月6日月经复潮，经量偏少，色淡红，无血块，经行下腹隐痛，持续5天干净。末次月经：2012年10月15日，持续3天干净，量少，色淡红。现腰背酸痛，四肢关节酸楚疼痛，无肿胀，活动受限，面色萎黄，乏力，头晕，畏寒，易感冒，多汗，稍口干，纳可，眠差梦多，大便秘，2～3日一行，小便正常，舌边红，有齿痕，苔薄白，脉细。

辅助检查：2012年10月30日查风湿4项、血常规、C反应蛋白、肝肾功能、免疫球蛋白及关节X线均无异常。红细胞沉降率30mm/h。2012年11月24日测尿妊娠试验（－）。

西医诊断：产后关节痛。

中医诊断：产后身痛。

辨证：气血虚弱证。

治法：健脾益气，养血调经，通络止痛。

处方：五指毛桃20g，白芍15g，桂枝10g，威灵仙15g，羌活10g，独活10g，太子参15g，茯苓15g，白术10g，大枣10g，钩藤15g。7剂，水煎服，每日1剂。

之后服用开路方：生地黄 15g，丹参 15g，地骨皮 15g，赤芍 15g，益母草 30g，牛膝 15g，鸡血藤 30g，皂角刺 15g，泽兰 10g，枳壳 15g，厚朴 15g，桑寄生 30g，五加皮 15g。3 剂，水煎服，每日 1 剂。

膏方：当归 100g，川芎 100g，党参 150g，麦冬 150g，石斛 120g，山药 150g，茯苓 120g，熟地黄 150g，白芍 150g，黄精 150g，北沙参 150g，鸡血藤 300g，防风 100g，制首乌 150g，续断 150g，杜仲 150g，狗脊 150g，桑寄生 300g，陈皮 60g，广藿香 100g，三七片 100g，丹参 120g，路路通 100g，独活 150g，女贞子 150g，千斤拔 300g，宽筋藤 300g，西洋参 100g，阿胶 250g，饴糖 200g，冰糖 500g，大枣 100g，黄酒 500mL。

嘱患者注意休息，适当运动，避风寒，注意保暖，不宜居住寒冷潮湿环境；加强营养，忌生冷刺激性食物和肥甘厚味；保持心情舒畅。

患者服药 2 个月后，四肢关节疼痛明显缓解，活动自如，无腰背酸痛，无头晕乏力，纳眠可，二便调。

（按语）

患者产后身痛 5 个月，最主要的原因是素体气血虚弱，产后营血亏虚，四肢百骸及经脉失养，风寒湿邪乘虚而入，稽留关节、经络所致，不荣则痛。产后百脉空虚，腠理不密，肢节空疏，最易为风寒所乘袭，故俗称"产后风"；风寒侵袭后，直入于内，留着于深处，如不及时治疗常导致慢性痹证，不易治愈。罗颂平教授先予黄芪桂枝五物汤加减以养血益气，温经通络；再予开路方以活血通络调经，最后予膏方整体调理。膏方以加味滋血汤（四物汤加党参、茯苓、山药）健脾益气，养血调经，配鸡血藤、制首乌、阿胶、大枣增强养血之效，兼补肝肾；杜仲、续断、狗脊、桑寄生补肾壮腰，配女贞子平补肝肾；北沙参养阴清肺，益胃生津；黄精配麦冬润肺养阴，补脾益气，益胃生津，兼清心除热；石斛、西洋参滋阴益气，养胃生津；丹参、三七、路路通、千斤拔、宽筋藤活血化瘀，通络止痛利关节；防风、独活祛风胜湿止痛，兼能解表散寒清余邪；藿香芳香醒脾化湿，配陈皮行气化湿。诸药合用共奏补肝肾，健脾益气养血，行气活血化瘀，通络止痛利关节之功。

（郑泳霞　整理）

医案 ③

李某，32岁，已婚。因"产后48天，腰背酸痛伴自汗半月余"于2019年11月25日初诊。

患者于2019年10月8日无痛分娩第一胎，产时产程延长。现产后48天，恶露已净，腰背酸痛伴体虚自汗半月余，精神疲惫，易外感风寒，常鼻塞流涕，自觉头晕头痛，四肢软弱无力。胃纳可，二便正常。舌淡红，苔白微腻，脉细弱。

中医诊断：产后身痛，产后自汗。

辨证：气血不足。

治法：养血益气，祛风止痛，补气固表。

处方：桑寄生30g，独活15g，鸡血藤30g，防风10g，荆芥穗10g，牛膝15g，黄芪20g，党参15g，狗脊15g，宽筋藤30g，陈皮5g。14剂，水煎服，每日1剂。

中成药：补中益气颗粒，每次1袋，每日3次。

中医外治法：雷火灸法。

二诊（2019年12月9日）：腰痛不适已愈，自汗症状缓解，自觉腹部有下坠感，排尿时明显，易感冒，头部畏风，白带量多，色白，无异味。易上火，口干，口苦，纳可，眠差，难入睡，二便调。舌淡红，苔白，脉细。

处方：桂枝10g，白芍15g，防风10g，荆芥穗10g，石菖蒲10g，炙甘草6g，制远志10g，蒸陈皮5g，茯神10g，广藿香10g，佩兰10g。7剂，水煎服，每日1剂。

中成药：补中益气颗粒，每次1袋，每日3次；小柴胡颗粒，每次1袋，每日2次。

按语

本例患者新产失血伤阴,阴血亏虚,经脉关节失于濡养,致肢体酸痛;元气耗散,气虚则卫阳不固,表虚不实而自汗。对本病的论述,最早见于唐代《经效产宝》,指出其病因为"产伤动血气,风邪乘之"所致,"产后身痛"首见于宋代《当归堂医丛》,云"产后遍身疼痛",并指出本病的病因为气弱血滞,并立"趁痛散"以疗之。《医略六书》言:产后气弱血亏,寒邪侵袭经络,不能统运营气于一身,故遍身疼痛不休。足少阴肾经贯脊属肾,腰为肾之外府。此例患者属于新产产程延长,劳伤肾气,损动胞络,故令腰背酸楚。

此外,本例患者合并产后汗证,《妇人大全良方》将产后虚汗不止列为一证,指出:夫虚汗不止者,由阴气虚而阳气加之,里虚表实,阳气独发于外,故汗出也。血为阴,产则伤血,是为阴气虚也;气为阳,其气实者,阳加于阴,故令汗出;而阴气虚弱不复者,则汗出不止也。本例患者为产后伤血伤气,血虚则无所依归,阴亏则阳越于外,引起自汗。产后自汗并能导致头晕,汗出淋漓,浸湿衣裤,更换时又易感受风寒之邪。

本例患者治疗依独活寄生汤化裁,该方源自《备急千金要方》,为治久痹而肝肾亏虚,气血不足之常用方。原方以独活为君,而罗颂平教授重用桑寄生为君,重心在补益肝肾,强壮筋骨,同时兼祛风湿;独活辛苦微温,通经络,善治伏风,除久痹,且性善下行,以去下焦与筋骨间的风寒湿邪;鸡血藤味苦,微甘,性温,有补血活血,舒筋通络之功;牛膝功能活血而通利关节,寓"治风先治血,血行风自灭"之意;党参健脾益气;陈皮健脾和中,燥湿理气;宽筋藤为防己科青牛胆属植物中华青牛胆,以藤茎入药,别名松根藤、大接筋藤、舒筋藤,具有舒筋活络、祛风止痛之功;狗脊味苦、甘、性温,功能祛风湿、补肝肾、强腰膝。方中配合玉屏风散加减,防风去一身之风而胜湿;黄芪补气,运一身之卫阳,意在益气固表止汗。全方共奏养血益气,散寒祛风,强壮筋骨之效。二诊时患者自汗症状缓解,腰痛不适已愈,但头部畏风,罗颂平教授考虑患者表虚,腠理不固,且卫强营弱,故方拟桂枝汤加减，以桂枝为君药，解肌发表，散外感风寒，用芍药为臣，益阴敛营。桂芍相合，一治卫强，一治营弱，调和营卫。荆芥穗、防风祛风解表。患者睡眠差，难以入眠，故以远志安神益智，以茯苓健脾渗湿、宁心安神，患者阴道分泌物量多，苔白，考虑脾虚湿盛，故以石菖蒲化湿开胃，开窍豁痰，醒神益智，以广藿香及佩兰芳香化湿，以陈皮行气宽中。经连续调理后，效果较好。

（阮丽君　整理）

医案④

毛某，女，29岁，已婚。因"产后3个月，手足畏风、汗多1周"于2019年11月5日初诊。

患者于2019年8月7日足月剖宫产一活婴，产后40天恶露干净。现自觉手指僵硬，口干，无口苦，怕冷，动辄汗出，手指、前臂、膝盖怕冷畏风，纳眠可，二便调。舌淡，苔白，脉细。

中医诊断：产后身痛，产后自汗。

辨证：肾脾两虚，气血不足，风寒阻络。

治法：补肾健脾，益气养血，祛风除湿。

处方：桑寄生30g，独活15g，鸡血藤30g，宽筋藤30g，狗脊15g，熟党参15g，黄芪20g，炒白术15g，盐牛膝15g，麻黄根10g，糯稻根15g，甘草6g。14剂，水煎服，每日1剂。

中成药：补中益气颗粒，每次1袋，每日3次。

药后身痛、自汗缓解，随访半年，病情稳定。

按语

产后气血两虚，百节空疏，经脉失养，风邪乘虚侵袭，致经脉凝滞，遍身筋骨酸痛，属于中医痹证范畴。《素问·痹论》云："风寒湿三气杂至，合而为痹也。"《妇人大全良方》有云：产后百节开张，血脉流散，遇气弱则经络肉分之间血多流滞，累日不散，则骨节不利，筋脉急引，故腰背不能转侧，手足不能动摇，身热头痛也。本例患者合并产后汗证，新产之妇，阴血耗伤，营卫不和，在分娩后出汗较多，属于正常现象。若产后汗出不止，动辄益甚者，称产后自汗，多由于阳气虚弱，卫外不固所致。

本例患者治疗依独活寄生汤化裁，罗颂平教授重用桑寄生为君，意在补肝肾、强筋骨、祛风湿；独活辛苦微温，通经络，善治伏风，除久痹，且性善下行，以去下焦与筋骨间的风寒湿邪；鸡血藤味苦，微甘，性温，有补血活血、舒筋通络之功；牛膝功能活血而通利关节；宽筋藤舒筋活络、祛风止痛；狗脊祛风湿、补肝肾、强腰膝；党参、黄芪、白术健脾益气；麻黄根味甘、涩，性平，固表止汗；糯稻根性甘，味平，养阴止汗和胃，全方共奏养血益气，固表止汗，散寒祛风，强壮筋骨之效。同时配合补中益气颗粒补中益气，固表止汗。随访半年，疗效较好。

（阮丽君　整理）

3. 产后发热

陈某，女，31岁。因"产后发热25天"于2017年1月23日初诊。

患者于2016年12月27日足月经阴道分娩一活婴。因婴儿娩出后胎盘未自然娩出而行胎盘徒手剥离术，但未成功。妇科彩超提示胎盘植入可能性大。予抗感染及双侧子宫动脉介入栓塞术，翌日在B超引导下行钳刮术，仍未取出胎盘。遂行剖宫取胎术。术后诊断：①左侧单角子宫，宫角妊娠。②右侧残角子宫Ⅲ型。③胎盘滞留。④胎盘粘连。⑤急性绒毛膜羊膜炎Ⅰ期。⑥中度贫血。

患者于术后第1天出现高温，体温波动在39～40℃，超敏C反应蛋白70mg/L，白细胞16×10^9/L，血培养迟缓埃格特菌（革兰阳性）。予头孢曲松钠注射液静脉注射2天后改予替考拉林，1周后体温降至37.5～38.5℃。2017年1月10日妇科彩超检查提示剖宫产后子宫，宫腔内强回声团，性质待定。术后2周患者出院，因持续低热，前来就诊。症见低热，头晕，疲倦乏力，下腹隐痛，恶露已净，胃纳可，小便偶有失禁，大便调。舌尖红，苔白厚，脉弦细。

西医诊断：产褥感染。

中医诊断：产后发热。

辨证：湿热内蕴，脾气虚弱。

治法：清热祛湿，益气健脾。

处方：广藿香10g，佩兰10g，布渣叶15g，青蒿10g，白薇10g，地骨皮10g，木棉花15g，败酱草15g，太子参15g，白术15g，川萆薢15g，陈皮5g。7剂，水煎服，每日1剂。

中成药：小柴胡颗粒，每次1袋，每日2次。

二诊（2017年2月8日）：诉服上方后发热情况明显改善，白天体温正常，仅有夜间低热，热峰也较之前降低，体温37.3～37.5℃。症见阴部肿胀不适，腹部术口时有隐痛，未哺乳，无头晕，无疲倦乏力，无小便失禁，纳眠可，二便调。舌淡红，苔白厚，脉弦细。2017年2月6日复查血常规：白细胞已降至$8.82×10^9$/L。

辨证：湿蕴热伏，气阴不足。

治法：化湿运脾，清退虚热，益气养阴。

处方：藿香10g，佩兰10g，布渣叶15g，青蒿10g，白薇10g，地骨皮10g，木棉花15g，太子参15g，白术15g，陈皮5g，路路通15g，皂角刺10g。14剂，水煎服，每日1剂。

中成药：补中益气颗粒，每次1袋，每日3次。

三诊（2017年2月28日）：夜间无发热，平时体温正常，比较劳累时才出现低热，腹部手术切口仍有隐痛，纳眠可，但有尿频、尿急、尿不尽感，大便调。舌尖红，苔白，脉细。

辨证：气阴不足证。

治法：益气养阴。

处方：熟党参15g，五指毛桃30g，白术15g，苍术15g，北沙参15g，玉竹15g，白薇10g，银柴胡10g，甘草6g，车前子15g，川萆薢15g，地骨皮10g。7剂，水煎服，每日1剂。

随访：服药后体温正常，无尿频、尿急、尿失禁。嘱停药休养。

按语

该患者产后发热乃产褥感染所致。住院期间多次经宫腔手术操作，术后出现产褥感染，根据药敏试验积极抗感染治疗，病情得以控制。但产后气血大虚，而抗生素药性寒凉，大量使用容易伤及脾阳，致脾胃运化失司。《脾胃论》曰："脾胃之气既伤，而元气亦不能充，而诸病之所由生也。"若脾气虚，运化失常，脾阳不振，不能运化水湿，导致水湿运化失司，湿浊内蕴，与余热交织，湿裹热，热蒸湿，余邪难净，高温虽退，低热不解。《景岳全书》中有云："产后有阴虚发热者，必素禀脾肾不足，及产后气血俱虚，故多有之。其证则倏忽往来，时作时止，或昼或夜，进退不常。"罗颂平教授针对其湿蕴热伏而低热不退的病机特点，治疗以祛湿为主，兼以清热，佐以益气健脾，以藿香、佩兰芳香化湿，萆薢利湿祛浊，木棉花、败酱草、布渣叶清热祛湿，青蒿、白薇、地骨皮清退虚热，太子参、白术、陈皮益气健脾，扶正固本，祛湿和中，湿去热退。葳蕤（玉竹）入肺胃经，味甘性寒，为滋阴润燥的主药，长于养阴，且滋而不腻，用以润肺养胃，清热生津。白薇味苦性寒，其性降泄，善于清热而不伤阴，于阴虚有热者为宜。

三诊时患者劳累后出现低热，考虑为气阴不足，治以补益气阴为主，兼祛湿助运，以党参、五指毛桃益气健脾，白术、苍术燥湿助脾运，北沙参、玉竹、白薇、银柴胡、地骨皮养阴退虚热，车前子、川萆薢利湿化浊，服药后患者体温恢复正常。

患者为产褥期女性，产时耗气伤阴，产后又见发热，加重了气阴的损耗，气血之本在中焦脾胃，脾虚失运，致湿浊阻滞，与余热互结，湿热蕴结，病情缠绵难愈，故该患者以正虚为本，邪实为标。治疗首当以祛湿清热去邪实为主，兼顾健脾扶正，待湿去热清后，以益气养阴治本为主，治疗循序渐进，要特别顾及产后多虚多瘀的特点，治疗全程注重顾护后天，助气血生化。

（阮丽君、朱玲　整理）

4. 产后眩晕

廖某，女，24 岁，已婚。因"产后头晕 10 个多月"于 2013 年 3 月 1 日初诊。

患者于 2012 年 6 月顺产一女婴，产后经常头晕眼花，时有心悸，疲乏不适。刻诊：起则头眩，口淡，纳眠可，二便调。舌尖红，苔白，脉细弦。平素月经规律，13 岁初潮，月经周期 28 天，经期 7 天，量稍多，色暗红，有血块。孕 1 产 1。末次月经 2013 年 2 月 23 日，量、色、质如常。上上次月经 2013 年 1 月 28 日。

中医诊断：产后眩晕。

辨证：血虚证。

治法：滋补阴血。

处方：熟地黄 15g，山萸肉 15g，菟丝子 20g，当归 10g，枸杞子 15g，山药 15g，黄精 30g，鸡血藤 30g，郁金 15g，石菖蒲 10g，乌豆衣 15g，白芍 15g。

膏方：当归 100g，川芎 100g，炙甘草 90g，党参 150g，麦冬 150g，石斛 120g，山药 150g，茯苓 120g，熟地黄 150g，白芍 150g，枸杞子 150g，黄精 300g，鸡血藤 300g，乌豆衣 150g，续断 150g，杜仲 150g，狗脊 150g，桑寄生 200g，陈皮 60g，藿香 100g，三七 100g，丹参 120g，女贞子 150g。

另加：阿胶 250g，红参 100g，西洋参 50g，饴糖 200g，蜂蜜 300g，黑枣 100g，黄酒 500mL。

辅以多糖铁复合物胶囊及复方阿胶浆补血。

服用后回访，患者诉头晕已明显好转，精神较前转佳，乏力感减轻。

按语

《灵枢·口问》云："上气不足，脑为之不满，耳为之苦鸣，头为之苦倾，目为之眩。"《景岳全书》指出："眩晕一证，虚者居其八九，而兼火兼痰者，不过十中一二耳。原其所由，则有劳倦过度而运者……有如女崩淋，产后去血而运者，此皆伤其阴中之阳也……无虚不能作眩。"患者产后头晕乃血虚所致，因产时用力耗气，元气受损，同时分娩出血，气随血耗，故产后"血不足而气亦虚"，分娩过程气血耗损，若产后将养失宜，或脾胃虚弱，失于运化，亦有气血不足之虞。血虚脑髓失养则头晕，心失所养则心悸，肢体失养则乏力。治疗以滋补阴血为法。《景岳全书》曰："头眩虽属上虚，然不能无涉于下。盖上虚者，阳中之阳虚也；下虚者，阴中之阳虚也。阳中之阳虚者，宜治其气，如四君子汤、五君子煎、归脾汤、补中益气汤。如兼呕吐者，宜圣术煎大加人参之类是也。阴中之阳虚者，宜补其精，如五福饮、七福饮、左归饮、右归饮、四物汤之类是也。然伐下者必枯其上，滋苗者必灌其根。所以，凡治上虚者，犹当以兼补气血为最，如大补元煎、十全大补汤，及诸补阴补阳等剂，俱当酌宜用之。"汤剂以熟地黄、山萸肉、当归、枸杞子、山药、黄精、白芍、鸡血藤、乌豆衣等滋补阴血，养血活血，郁金疏肝解郁。汤者荡也，起效较快，可明显缓解症状，再以膏方大补气血，巩固治疗。膏方以八珍汤为基本方补气养血，并在熟地黄、白芍、枸杞子、黄精等滋补肾阴的基础上配伍续断、杜仲、狗脊、桑寄生等温补肾阳，平调肾中阴阳，补肾填精，使精可化血；在党参、山药、茯苓、炙甘草益气健脾的基础上配伍红参、西洋参大补元气，使脾健运，气血生化有源，补气生血；以陈皮、藿香化湿调中，复方阿胶浆气血双补。治疗中肾、脾、肝并调，气血双补，阴阳并调，使气血渐复，眩晕缓解。

（朱玲 整理）

第五节 妇科杂病

　　凡不属经、带、胎、产疾病，而又与女性的解剖、生理、病理特点密切相关的妇科疾病，统称为妇科杂病。包括癥瘕、盆腔炎性疾病、子宫内膜异位症、子宫腺肌病、多囊卵巢综合征、早发性卵巢功能不全、不孕症等。

　　妇科杂病范围较广，病因病机较复杂，与脏腑功能失常，气血失调，冲任、胞宫、胞脉、胞络损伤密切相关。

一、治疗原则

罗颂平教授认为妇科杂病的治疗重在调理脏腑功能，调畅气血，恢复冲任、胞宫、胞脉的功能。治疗过程中须注意邪正间的关系，身心同治。

1. 消癥散结、正邪兼顾治疗子宫肌瘤

子宫肌瘤是女性常见的生殖系统良性肿瘤，属中医学"癥瘕"的范畴。罗颂平教授认为子宫肌瘤的产生是脏腑功能失调，痰湿、瘀血损伤冲任，留滞胞宫，聚而成形，凝滞成癥。子宫肌瘤好发于育龄期女性，包括三七、四七年龄段的女性，此时，身体盛壮，何以发病？一则先天因素，家族性子宫肌瘤病史，先天肾气不足，二则后天因素，主要责之于生活方式，饮食起居不慎，长期饮食无规律、膳食不合理、晚睡不运动等，致脾失运化，肾失温煦，冲任失养，痰、湿、瘀等有形邪气聚于胞宫，而五七至七七是高发年龄，此时正气由盛渐衰，肾脾虚连及肺气虚、肝气虚、心气虚，加之摄生不慎，冲任受损失养，痰、湿、瘀等有形邪气聚于胞宫，发为子宫肌瘤。李中梓在《医宗必读》中说："积之成也，正气不足，而后邪气踞之。"《妇科玉尺》也言："积聚癥瘕者……妇女患此，大致皆胞胎生产，月水往来，血脉精气不调及饮食不节，脾胃亏损，邪气相侵，积于腹中所生。"

罗颂平教授认为子宫肌瘤虽为有形实邪，治疗以消癥散结为主，但需正邪兼顾，祛邪不伤正，扶正以助祛邪。因月经周期不同时段气血阴阳消长的变化是不同的，故扶正祛邪的比例也宜随之变化。经后由于气血亏虚，故经后祛邪的同时应注意扶正；经前气血充盛，则祛邪为主，兼顾扶正，对于有生育要求者，经前祛邪以软坚散结为主，用药如橘核、荔枝核、海藻、牡蛎等；逐瘀不可太猛，须慎用三棱、莪术之品，罗颂平教授常用丹参、鸡血藤之属。经期出血多者，当以化瘀止血为主，常用三七、蒲黄、益母草等药，软坚散结之品常用牡蛎、海螵蛸等，其收涩止血之功可增加止血的作用。

对于妊娠合并子宫肌瘤者，早孕期子宫肌瘤往往增长较快，孕期易出现

胎漏、胎动不安，甚至堕胎、早产等不良妊娠结局。早孕期间胎未结实，治疗以补肾健脾安胎为主，兼以软坚散结，在寿胎丸合党参、白术组方的同时可选取橘核、荔枝核、醋鳖甲、鸡内金、山楂之一二味共同组方。中孕后胎已结实，在补肾安胎的基础上，可加重化瘀软坚之力，除上述药物外，可配伍丹参、鸡血藤等。

罗颂平教授认为子宫肌瘤的产生与人体正气强弱密切相关，良好的生活方式有益于正气的保存，对防止子宫肌瘤的发生、增长有较好的作用。

2. 祛痰除湿、疏肝解郁治疗多囊卵巢综合征

多囊卵巢综合征（polycystic ovary syndrome，PCOS）是青春期及育龄期女性最常见的一种内分泌代谢紊乱性疾病，以生殖功能障碍（如排卵障碍、高雄激素血症、多囊卵巢形态等）和糖脂代谢异常（如胰岛素抵抗、高胰岛素血症、糖耐量受损或糖尿病、肥胖、脂质代谢紊乱等）并存为特征。临床表现有月经紊乱、多毛、痤疮、黑棘皮征、肥胖、不孕等，是导致女性不孕的主要原因之一，妊娠后自然流产的风险也增加。其远期并发症包括子宫内膜癌、乳腺癌、糖尿病、高血压、心血管疾病等。PCOS临床发病率高，对患者健康的影响是长期的，所以需要对PCOS患者进行终身管理，尤其是预防远期并发症的发生。

罗颂平教授认为本病常见的病机特点是痰湿内蕴及肝火内郁，痰湿多见，郁火者往往也兼有痰湿，但较隐蔽。痰湿的产生与肺、脾、肾功能失调相关，尤其是与脾肾功能失调密切相关。肾虚天癸迟至，且肾虚主水失常，水聚为痰。脾虚水湿不运，湿聚为痰。痰湿阻滞冲任，气血不利。肝失疏泄，郁而化火，扰乱气血运行。痰湿、郁火损伤"肾-天癸-冲任-胞宫轴"，胞宫藏泻失职而至月经异常、不孕等。

罗颂平教授治疗多囊卵巢综合征以祛痰除湿、疏肝解郁为大法，她认为在祛痰湿、除郁火的同时，要注意调整脏腑功能，补肾健脾，助阳运化以杜痰湿再生，清肝解郁，调畅气机以杜郁火再生。痰湿、郁火阻滞气机，均可导致瘀血产生。祛痰湿常用苍附导痰丸合佛手散祛湿化痰，养血活血，配合

寿胎丸、四君子汤肾脾双补，振奋脾肾功能，标本兼顾。罗颂平教授清郁火喜守丹栀逍遥散之意，常配合四物汤养血活血，复肝藏血之功，助肝之疏泄，以利郁火的清除。因岭南地区潮湿炎热，岭南人多脾胃功能不足，苦寒之品易伤中焦，故常配伍山药、布渣叶、砂仁健脾化湿，健运中焦。女性青春期重在调经，以恢复规律月经为根本；育龄期以助孕为要，助孕以调经为基础，经调而子嗣。对于运用中药仍月经久不至者，也配合使用孕激素使子宫内膜定期剥脱，预防远期子宫内膜不良病变；对于运用中药久不孕者，也配合针灸治疗和促排卵西药，一旦受孕成功，则积极安胎治疗至孕3个月。

多囊卵巢综合征不但是疑难病，也是慢性病，罗颂平教授认为对患者的健康宣教非常重要，让患者充分认识了解此病，选择健康的生活方式，包括生活作息、饮食控制和运动情绪等，持之以恒，有助于事半功倍。

3. 补肾填精、五脏同调治疗早发性卵巢功能不全

早发性卵巢功能不全（premature ovarian insufficiency，POI）是指女性40岁以前出现卵巢功能减退，主要表现为月经稀发、闭经4个月或4个月以上，间隔1个月以上2次或2次以上，血清促性腺激素水平升高（卵泡刺激素＞25U/L）、雌激素水平波动性下降，如果血清卵泡刺激素＞40IU/L，则称为卵巢早衰（premature ovarian failure，POF），为POI的终末阶段，治疗更为棘手。该病大多发病机制不明，属于中医学"月经后期""闭经"范畴。罗颂平教授认为肾精早亏、天癸早竭、冲任早虚是早发性卵巢功能不全的病机，"早"是此病的发病特征。肾精亏虚，血虚肝郁是卵巢早衰的病机特点。病变脏腑涉及肾、肝、脾、心。肾精过早亏耗，天癸过早枯竭，冲任过早虚惫，导致胞宫胞脉失荣，经血无源，卵巢功能过早衰竭，出现月经稀发、月经过少、闭经等症状。

《素问·六节藏象论》曰："肾者主蛰，封藏之本，精之处也。"《素问·上古天真论》曰："肾者主水，受五脏六腑之精而藏之，故五脏盛，乃能泻。今五脏皆衰，筋骨解堕，天癸尽矣，故发鬓白，身体重，行步不正，而无子也。"罗颂平教授认为治疗早发性卵巢功能不全的基本原则是补肾填精，同时

肾、肝、脾、心同调，补血和血，资天癸，填冲任，充胞宫，改善内分泌功能和生殖功能。补肾填精的用药配伍要注意阴阳之间互生互化的关系，遵循张景岳之"善补阳者，必阴中求阳，则阳得阴助，而生化无穷；善补阴者，必阳中求阴，则阴得阳升，而泉源不竭"，临床上常用左归丸、归肾丸之类，滋肾常用熟地黄、紫河车、山萸肉、黄精、制首乌、枸杞子，温肾常用菟丝子、巴戟天、淫羊藿、续断、桑寄生等，务求精生阴阳调，冲任盛，卵巢功能振奋恢复，经调子嗣。补肾填精的同时重视补后天以助先天，常用党参、黄芪、白术益气健脾，陈皮、砂仁行气助运，且妇人以血为本，通过后天健运化生气血，才能保证气血充沛。血贵在流动灵运，罗颂平教授常在补气行气的基础上配伍养血活血之品如鸡血藤、丹参、当归等以助调理气血，补气促血行，行气助血运，气血健旺调畅，濡养冲任，冲任通畅，胞宫充盈有度，振奋卵巢功能，则经调子嗣。常选用郁金、柴胡、香附、素馨花配合白芍，疏肝柔肝和肝用，配伍鸡血藤、当归、阿胶等养血和血，使肝血足，肝气畅，冲任充，胞宫畅，振奋卵巢功能，经调子嗣。常用远志、茯神、莲子交通心肾，并借补气药物黄芪、党参之升，配伍养阴药物熟地黄、山萸肉、酸枣仁之降，交通心肾，薛雪曰："欲求心肾相交，无非寻常日用间，心欲宁，肝欲和，肾欲实。"则血调冲任得养，卵巢功能恢复，胞宫充盈有度，经调子嗣。身心同治是该病重要的治疗原则。

4. 活血化瘀、消癥散结治疗子宫内膜异位症

子宫内膜异位症（endometriosis）简称内异症，是具有生长功能的子宫内膜组织（腺体和间质）在子宫腔被覆内膜及子宫以外的部位出现、生长、浸润，反复出血，继而引发疼痛、不孕及结节或包块等的一种疾病。属中医学"痛经""不孕""癥瘕"等范畴。《血证论》言："离经之血，虽清血鲜血，亦是瘀血。"罗颂平教授认为瘀血阻滞胞宫，损伤冲任是本病的基本病机，瘀血可因寒凝、气滞、血热、气虚、肾虚所致，瘀血阻滞胞宫，损伤冲任，不通则痛，导致相关疼痛发生，冲任阻滞，则不孕，瘀血久则伤肾，冲任失养，则疼痛反复，艰于受孕。瘀血入络成癥，则出现结节或包块。总的治疗原则

是活血化瘀，但该病病程长，往往多有肾虚、气虚等正虚的一面，故治疗时须标本兼顾，虚实同调。因症状表现不同，治疗重心也有不同，以疼痛为主者，治以化瘀止痛。大部分患者表现为月经相关疼痛，故经前用药很重要。以结节和包块为主者，以化瘀消癥为主，须注意经前经后用药的不同，尤其是经前，活血破血的药不可过猛，以免加重经期出血。以不孕为主者，须积极助孕，以补肾活血为主。应用内服药的同时常配合外治法，如中药沐足，对改善痛经有较好的效果。

5. 调经助孕、固本调冲治疗不孕症

女子与配偶同居 1 年，性生活正常，未避孕而未孕者，称为不孕症。不孕症病因复杂，病机虚实均有，虚以肾虚、脾虚、气血不足多见，实以肝郁、血瘀、痰湿多见，单一病机少见，兼夹病机多见，多虚实兼夹，如肾虚血瘀、肾虚肝郁、肾虚痰湿、肝郁血瘀等。罗颂平教授认为不孕症在治疗前须注意辨析病因，审因论治，并注意调节月经，经调子嗣。女子超过 35 岁，半年未曾受孕，也应按不孕症进行诊治。不孕症虽病因复杂，但引起不孕症的疾病很多可表现月经的异常，如多囊卵巢综合征可出现月经不调、闭经、崩漏、经间期出血等，子宫内膜异位症、子宫腺肌症可出现痛经、月经过多、经期延长、经间期出血等，盆腔炎性疾病可出现痛经、月经过多、经期延长等，癥瘕可出现月经不调、崩漏等，均可导致排卵障碍、受精障碍、着床障碍。所以调经对不孕症的治疗起着重要的作用，通过调经改善排卵功能、增强受精力、提高着床率。即便是输卵管阻塞需辅助生育技术者，如果合并月经不正常，也可通过改善月经提高辅助生育的成功率。种子先调经，经调而后子嗣。

岭南人多气阴不足，多湿热，罗颂平教授常因地制宜，选用岭南药材进行治疗，如崩漏常用岗稔根、地稔根止血养血；湿热带下、盆腔炎性疾病及其后遗症常用毛冬青清热祛湿、活血化瘀；子宫肌瘤、子宫腺肌瘤、卵巢囊肿等常用橘核、荔枝核、风栗壳化瘀散结；化湿消食常用布渣叶；调中助运常用陈皮；疏肝解郁常用合欢花、素馨花；补肾温阳常用巴戟天。

不孕症女性因为久不受孕，抑郁、焦虑多见，长期的肝郁气滞，严重干扰性腺轴的调节功能，影响排卵功能，所以药物治疗的同时，须循循善诱，积极引导，身心同治。

（朱玲　整理）

二、医案举隅

1. 子宫肌瘤

医案①

林某，女，38岁，已婚。因"月经量多，经期延长1年，体检发现子宫增大半年余"于2018年10月26日初诊。

患者平素月经规律，7～8天/34～36天，量多，色暗红，有血块。孕2产1，异位妊娠1次，2004年顺产1婴儿，哺乳1年，2007年因异位妊娠破裂行腹腔镜下输卵管切开取胚术（具体不详）。有生育要求。末次月经2018年10月14日，9天净，量多，经色暗红，有血块，头晕，腰酸，乳胀，痛经。上上次月经2018年9月8日，11天干净，量多。前次月经：2018年8月5日，7天净。现症见经前乳胀，烦躁，头晕口淡，偶有心慌，劳累后加重，手脚冰凉，腰膝酸麻，纳尚可，眠差，入睡困难，睡后易醒。舌淡暗，苔厚腻，脉弦滑。

妇科检查：外阴已婚已产式，阴道畅，分泌物不多，宫颈光滑，宫体前位，大小如孕8周余，质硬，活动可，无压痛，双侧附件未扪及异常。

辅助检查：2017年10月24日，外院子宫附件彩超示子宫增大（55mm×53mm×67mm），子宫内膜12mm，子宫后壁中上段实质性回声（39mm×28mm），考虑子宫肌瘤。2018年3月16日，外院查HPV（-）。2018年9月26日，本院子宫附件彩超示子宫内膜12mm，右前侧壁肌层子宫肌瘤声像（53mm×33mm）。

西医诊断：子宫肌瘤。

中医诊断：癥瘕，月经过多，经期延长。

辨证：气滞血瘀证。

治法：活血化瘀，消癥散结。

处方：香附15g，鸡血藤30g，郁金15g，茜草15g，黑豆衣15g，菟丝子15g，白芍15g，熟地黄30g，青皮10g，橘核10g，北柴胡10g，荔枝核15g，皂角刺10g，丹参15g。14剂，水煎服，每日1剂。

中成药：桔荔散结片，每次4片，每日3次。

膏方：散结养血方。

建议患者行腹腔镜下子宫肌瘤剔除术，患者有生育要求，暂时不考虑手术治疗。

二诊（2018年11月16日）：末次月经2018年11月13日，至今未净，量中，此次经量比既往明显减少，头晕改善明显，经色暗红，有血块，腰酸，乳胀，偶痛经。患者刻下无不适，纳眠可，二便调，舌淡暗，苔厚腻，脉弦滑。

处方：醋香附15g，鸡血藤30g，郁金15g，茜草15g，北柴胡10g，橘核10g，荔枝核15g，当归10g，白芍15g，黑枣15g，益母草30g，补骨脂10g。21剂，水煎服，每日1剂。

中成药：桔荔散结片，每次4片，每日3次。

三诊（2018年12月7日）：服中药后症状均有明显缓解，患者现白带量稍多，色黄，纳可，眠一般，多梦，小便可，大便溏。舌边尖红，苔薄白，脉沉细。2018年11月16日查性激素示促卵泡生成素8.73IU/L，促黄体生成素6.46IU/L，泌乳素541mIU/L，雌二醇116.3pmol/L。2018年12月7日，查白带常规未见异常。

辨证：湿热瘀滞。

治法：清热祛湿，养血活血，化瘀消癥。

处方：当归10g，柴胡10g，橘核15g，荔枝核15g，救必应15g，两面针15g，川芎10g，延胡索15g，香附15g，茺蔚子10g，鸡血藤15g，郁金15g，甘草片 6g。14 剂，水煎服，每日 1 剂。

膏方：散结养血方 1 料，健脾祛湿方 1 料。

四诊（2019 年 5 月 17 日）：患者现欲调理备孕二胎。末次月经 2019 年 5 月 9 日，6 天净，量中，自诉经期延长和量多明显改善，无头晕，经色暗红，血块减少，腰酸、乳胀、痛经均改善。上上次月经 2019 年 3 月 31 日，6 天净，量中。余病史同前。患者本周期未同房，有生育要求。现症见乳胀，下腹冷痛不适，纳可，眠一般，多梦，二便调。舌淡红，苔薄黄，脉细。5 月 17 日子宫附件彩超示子宫偏大，子宫内膜厚 4.5mm，右前壁肌层子宫肌瘤声像（55mm×31mm），双附件未见异常。

辨证：气滞血瘀证。

治法：活血化瘀，消癥散结。

处方：香附 15g，鸡血藤 30g，郁金 15g，茜草 15g，黑豆衣 15g，菟丝子 15g，白芍 15g，熟地黄 30g，青皮 10g，橘核 10g，北柴胡 10g，荔枝核 15g，皂角刺 10g，丹参 15g。14 剂，水煎服，每日 1 剂。

中成药：桔荔散结片，每次 4 片，每天 3 次。

膏方：散结养血方 1 料。

五诊（2019 年 5 月 31 日）：末次月经 2019 年 5 月 9 日，6 天净，量中。患者本周期有同房未避孕。现经前乳胀，烦躁，下腹冷痛不适，纳可，眠一般，多梦，二便调。舌淡红，苔薄黄，脉细。

处方：菟丝子 30g，桑寄生 15g，续断 15g，党参 15g，黄芪 15g，枸杞子 15g，白芍 15g，熟地黄 15g，青皮 10g，橘核 10g，柴胡 10g，荔枝核 15g。14 剂，水煎服，每日 1 剂。

医嘱：月经未潮查孕，如怀孕，门诊随诊。

六诊（2019 年 6 月 13 日）：停经 34 天，下腹坠痛、腰酸 3 天。自查人绒毛膜促性腺激素 β 亚基弱阳性。现倦怠，反胃欲呕，纳呆，乳胀，下腹隐痛伴下坠感，腰酸，无阴道流血。舌淡红，苔薄白，脉滑。6 月 13 日我院查人

绒毛膜促性腺激素 β 亚基 753IU/L，孕酮 27.2ng/L，雌二醇 487pmol/L。

西医诊断：妊娠合并子宫肌瘤。

中医诊断：胎动不安，癥瘕。

辨证：肾脾两虚，癥瘤伤冲。

治法：补肾健脾，软坚消癥。处方：菟丝子 30g，桑寄生 15g，续断 15g，党参 15g，黄芪 15g，枸杞子 15g，白芍 15g，熟地黄 15g，狗脊 10g，橘核 10g，补骨脂 10g，荔枝核 15g。14 剂，水煎服，每日 1 剂。

禁房事，多静养。复查妊娠 3 项，一周后查 B 超。

七诊（2019 年 6 月 27 日）：现停经 7 周，腰酸 2 周。精神转佳，仍反胃恶心欲呕，纳呆，乳胀，无下腹疼痛，仍腰酸，无阴道流血。舌淡红，苔薄白，脉滑数。6 月 13 日查人绒毛膜促性腺激素 β 亚基 753IU/L，孕酮 27.2ng/L，雌二醇 487pmol/L。6 月 19 日查人绒毛膜促性腺激素 β 亚基 21178IU/L，孕酮 28.1ng/L，雌二醇 1017pmol/L。6 月 25 日查人绒毛膜促性腺激素 β 亚基 40114IU/L，孕酮 26.4ng/L，雌二醇 1431pmol/L。6 月 27 日彩超示子宫前壁肌瘤 56mm×35mm，宫内见妊娠囊，胚芽长 4mm，见原始心管搏动。提示子宫肌瘤，宫内妊娠 6 周余，活胎。

处方：菟丝子 30g，桑寄生 15g，续断 15g，党参 30g，黄芪 30g，枸杞子 15g，白芍 15g，熟地黄 15g，狗脊 10g，补骨脂 10g，炒白术 15g，白扁豆 15g。14 剂，水煎服，每日 1 剂。

（按语）

子宫肌瘤是因子宫平滑肌组织及结缔组织增生导致的疾病，肌瘤较大或凸向宫腔时可导致月经异常（经量增多、经期延长）、下腹压迫症状、疼痛、不孕、流产或早产。该患者 38 岁，月经量偏多，经期延长，贫血，正常性生活未避孕未孕 10 余年，有生育要求，行 B 超提示子宫肌瘤，大小约 53mm×33mm，拒绝手术。异位妊娠病史。

子宫肌瘤属于中医学"癥瘕"范畴。罗颂平教授认为子宫肌瘤临床多表现为本虚标实之证，其病机为肾、肝、脾三脏功能失调而致痰瘀内结成癥。在治疗上，强调"治诸癥积，需先审身形之壮弱，病势之缓急而治之"，根据患者虚实不同，攻补之法，相机而用。瘀血贯穿子宫肌瘤的整个病理过程，瘀血不去，新血不生，治疗本病应贯彻活血化瘀之法，《血证论》亦云："故凡血癥，总以祛瘀为要。"遵循月经周期不同阶段，灵活运用活血化瘀之法消癥。瘀血之所成，责之肝郁、寒凝、正虚、瘀热互结，因而还可结合瘀血之成因，巧施活血之法。

初诊时患者处于排卵期（经间期），氤氲之时，此期以理气活血、疏通经络气血为主，兼顾患者素有癥瘕，用药酌加散结消癥之品。中药内服以行气活血为法，醋香附行气活血化瘀，鸡血藤活血化瘀通络，郁金为血中气药，疏肝理气化瘀，助香附行气化瘀。黑豆衣归肝经，养血平肝，滋阴补肾，熟地黄补肾而益精血，白芍养血敛阴，柔肝止痛，合熟地黄滋养肝肾之阴，充盛胞脉，菟丝子平补肾之阴阳，健脾养肝，补而不滞，温而不燥。橘核、荔枝核理气散结消癥，青皮破气消癥，柴胡疏肝行气解郁。皂角刺化痰开窍，活血化瘀，丹参养血活血。配合散结消癥之中成药及膏方。二诊时患者处于月经期，用药后经量明显减少，在上诊处方的基础上，去滋肾益阴之黑豆衣、盐菟丝子、熟地黄；去青皮、皂角刺、丹参等，以防滋腻或行气活血太过。又恐活血之力不够，加养血活血之当归、益母草；加补骨脂补肾助阳。中成药予桔荔散结片行气活血、软坚散结。三诊继续以行气活血、散结消癥为主，兼清利肝经湿热。方中养血活血，入肝经，疏肝解郁，橘核、荔枝核行气活血、软坚散结；郁金、柴胡、延胡索、香附、鸡血藤、茺蔚子、当归、川芎行气活血；兼肝经湿热，予救必应、两面针清热利湿、行气活血。经调治半年，患者经期、经量明显改善，子宫肌瘤未继续增大，有所控制，拟备孕二胎。治疗以化瘀消癥为主，辅以益气养血扶正，强调"疏"与"养"，疏在于疏通经络气血，调阴阳，以平为期；养在于益气养血，扶正固本。中药内服以行气活血，滋阴益肾为法，复初诊处方化裁。后顺利妊娠，按癥瘕合并妊娠的治疗原则，强调"治病与安胎并举"，固肾健脾安胎的基础上，不忘素有癥瘕之害，适当予疏肝理气、化痰散结之品，以标本同治。此时，遣方用药，需固护胎元，化痰不可过于消散，活血不可峻猛伤正，针对癥瘕之疾，衰其大半而止足矣。既能无损于胎儿，又可保证肌瘤在孕期不至于迅速增大、变性，可获良效。随访患者，已于2020年2月9日顺产一女婴。

（曾诚　整理）

医案②

林某，女，29岁，已婚孕2产2。因"发现子宫肌瘤1年"于2016年12月21日初诊。

患者2016年8月行子宫附件彩超检查发现子宫肌瘤（23mm×21mm×23mm），近3个月口服桂枝茯苓丸和本院院内制剂桔荔散结片。患者平素月经周期30～37天，经期6～7天，量中，色暗红，夹血块，经行腰酸，末次月经2016年12月11日，量质如常。平素无特殊不适，纳眠、二便均可。目前暂时避孕，计划备孕。舌淡红，苔白，脉细。2016年12月21日本院复查B超示子宫肌瘤14mm×12mm。

西医诊断：子宫平滑肌瘤。

中医诊断：癥瘕。

辨证：气滞血瘀。

治法：行气活血，软坚散结。

处方：橘核15g，荔枝核15g，三七10g，莪术10g，三棱10g，牡蛎30g（先煎），丹参15g，赤芍15g，香附10g，鳖甲20g（先煎），鸡血藤30g，黄精15g。

中成药：桔荔散结片，每次4片，每日3次

膏方：导痰养血方。

二诊（2017年9月5日）：末次月经2017年8月26日，5天净，量较前次减少，色红，有血块，痛经，腰酸。上上次月经：2017年7月24日。平素易口干欲饮，纳可，难入睡，易烦躁，大便干，1～2日一行，小便调。舌淡红，苔白，脉细。

辨证：肾虚血瘀。

治法：补肾活血，消癥散结。

处方：菟丝子 20g，桑寄生 20g，续断 15g，枸杞子 15g，女贞子 15g，墨旱莲 15g，白芍 15g，山药 15g，鳖甲 20g（先煎），荔枝核 15g，橘核 15g，枳壳 15g，陈皮 5g。

中成药：坤泰胶囊，每次 4 粒，每日 3 次。

膏方：散结养血方。

三诊（2017 年 10 月 30 日）：末次月经 2017 年 9 月 24 日，6 天净，量中，色红，有血块，痛经，腰酸。近期易疲累，口干。纳可，醒后难入睡，二便调。舌淡红，苔白，脉细。

处方：橘核 15g，荔枝核 15g，三七 10g，莪术 10g，三棱 10g，牡蛎 30g（先煎），丹参 15g，赤芍 15g，香附 10g，鳖甲 20g（先煎），盐牛膝 15g，鸡血藤 30g。

中成药：复方益母草膏，每次 15g，每日 3 次。

四诊（2018 年 6 月 5 日）：患者计划备孕。末次月经 2018 年 6 月 3 日，量中，色鲜红，有血块，腰酸，无痛经。上上次月经 2018 年 4 月 28 日。5 天干净。平素易口干，现咳嗽有痰，色黄，量多，咽痒，无恶寒发热，纳寐可，大便干结，2 日一行，小便可。舌淡红，苔染色，脉沉细。2018 年 4 月 18 日彩超示子宫大小 60mm×58mm×50mm，子宫肌瘤 13mm×10mm。

处方：百部 10g，前胡 10g，瓜蒌皮 15g，桑白皮 15g，地骨皮 15g，桔梗 10g，甘草片 6g，橘红 10g，法半夏 10g，细辛 3g，紫菀 10g。

中成药：复方川贝止咳露，每次 20mL，每日 3 次。

五诊（2018 年 9 月 25 日）：末次月经 2018 年 9 月 17 日，6 天净，量中，色暗红，有血块，腰酸，无痛经。上上次月经 2018 年 8 月 10 日，6 天净，量中。现易口干，纳寐可，二便调。舌略红，苔白，脉细。处方：菟丝子 20g，桑寄生 20g，续断 15g，枸杞子 15g，女贞子 15，白芍 15g，山药 15g，覆盆子 15g，人参叶 10g，荔枝核 15g，石斛 10g，黄精 15g。

中成药：助孕丸，每次 6g，每日 3 次。

六诊（2018 年 11 月 13 日）：末次月经 2018 年 10 月 16 日，6 天净，量质如前。上上次月经 2018 年 9 月 17 日，6 天净。易口干，纳寐可，二便调。舌淡红，苔白，脉沉细。2018 年 11 月 1 日监测排卵内膜厚 6mm，左侧卵泡 9mm×8mm，右侧卵泡 8mm×7mm。

处方：柴胡 10g，当归 10g，白芍 15g，菟丝子 20g，熟地黄 15g，巴戟天 15g，白术 15g，茯苓 15g，石斛 10g，合欢花 10g，丹参 15g，鸡血藤 30g。

膏方：滋阴养血方。

七诊（2019 年 1 月 15 日）：末次月经 2018 年 12 月 21 日，5 天净，量质如前，无痛经，经行腰酸。上上次月经 2018 年 11 月 19 日，5 天净，量中。现易口干，纳寐可，二便调。舌淡红，苔白，脉细。本周期监测排卵 2019 年 1 月 2 日，内膜厚 7mm，左侧卵泡 15mm×14mm；2019 年 1 月 4 日，子宫内膜厚 9mm，左侧卵泡 18mm×17mm；2019 年 1 月 7 日，子宫内膜厚 11mm，左侧卵泡 16mm×12mm。

处方：菟丝子 20g，桑寄生 20g，续断 15g，枸杞子 15g，女贞子 15g，白芍 15g，山药 15g，覆盆子 15g，芡实 15g，陈皮 5g，合欢花 10g，甘草片 6g。

中成药：助孕丸，每次 6g，每日 3 次。

此后治疗上，以六诊、七诊之法，经后期补肾养肝活血，经前期补肾健脾、清热活血，用药在六诊、七诊处方的基础上辨证加减。按上法周期治疗调治 5 个月后患者妊娠，2019 年 8 月 20 日查人绒毛膜促性腺激素 β 亚基 88609IU/mL，孕酮 43.23ng/mL，雌二醇 1556pg/mL。子宫附件 B 超示宫内活胎。

(按语)

该患者体检发现子宫肌瘤，经血夹血块，为瘀血阻滞冲任胞宫之象，瘀久结而成癥，故见子宫肌瘤。究其瘀血内阻之因，缘肾气不足，无力行血，血行缓滞成瘀，阻滞冲任胞宫，肾气不足则冲任亏虚，血海不能按时蓄溢，则月经多后期而至，腰为肾府，故经行腰酸。肾主生殖，肾气不足，冲任亏虚，难以摄精成孕，故患者不避孕而未孕数月。舌淡红、脉细亦为肾气不足之象。同时该患者当偏于肾阴不足，虽初期不显，但半年后见月经量少、易烦躁、口干欲饮、难入睡、大便干等瘀久化热伤阴之症。肾阴不足，冲任不充，虚热内扰，则难以摄精成孕。

患者初期避孕，求治子宫肌瘤，故罗颂平教授先投行气活血、软坚散结之法，以橘核、荔枝核行气散结，莪术、三棱、赤芍、三七、香附行气活血，牡蛎、鳖甲软坚散结，黄精、丹参、鸡血藤补肾养血活血。全方攻补兼施，以化瘀散结为主，补肾养血为辅。化瘀散结之法彰显岭南罗氏妇科行气活血、软坚散结之特色，化瘀散结不伤正，行气活血不伤阴，方中选用南药橘核、荔枝核行气散结，牡蛎、鳖甲软坚散结，且有育阴化瘀之效。后患者出现瘀久化热伤阴之象，子宫肌瘤体积缩小，故治疗上以补肾养阴清热为主，方以寿胎丸合二至丸为主，辅以橘核、荔枝核、鳖甲行气软坚散结。患者开始备孕后，则以补肾调经之法为主，辅以活血化瘀，经后期以定经汤补肾调肝，在此基础上辅以鸡血藤、丹参以养血活血，排卵后治以补肾健脾、养阴清热，以寿胎丸合二至丸为主，辅以丹参、地骨皮清热养血活血。

岭南罗氏妇科治疗癥瘕向来注重固护正气、阴血，因岭南地区气候湿热，患者易见气阴不足之象，而破瘀消癥之品久用易耗伤正气，化燥伤阴，罗颂平教授治疗癥瘕多以行气软坚之法，喜用南药橘核、荔枝核行气散结而不伤正，牡蛎、鳖甲软坚散结而不伤阴。对于子宫肌瘤体积较小，且在备孕期间的患者，治以补肾调经助孕为主，化瘀消癥为辅，且多选用橘核、荔枝核、丹参、鸡血藤、续断等药性平和、行气散结、养血活血或补肾活血之品。

（曹蕾　整理）

医案❸

张某，女，27岁。因"发现子宫内肿物2年"于2018年5月17日初诊。

患者于2011年因月经量多并贫血发现子宫肌瘤，于外院行腹式子宫肌瘤剔除术。2年前发现子宫肌瘤再发。平时易上火，长痤疮，口腔溃疡，纳可，饭后饱胀感，易胀气，运动后气喘乏力，多梦，多汗，二便调，胸闷。舌淡红，苔白，脉细。平素月经规律，末次月经 2018 年 4 月 20 日，6 天干净，量中，色红，无血块，偶痛经，腰酸，乳胀。上上次月经 2018 年 3 月 14 日，量中。孕 0。

辅助检查：2018 年 1 月 10 日查血红蛋白 98g/L。2018 年 4 月 16 日 B 超示子宫多发肌瘤（后壁 8mm×6mm），内膜厚 9mm，左卵巢囊性包块，考虑卵巢血肿（55mm×35mm），盆腔积液。

西医诊断：子宫平滑肌瘤。

中医诊断：癥瘕。

辨证：肾虚血瘀证。

治法：补肾活血，消癥散结。

处方：菟丝子 20g，桑寄生 20g，续断 15g，女贞子 15g，墨旱莲 15g，山药 15g，丹参 15g，地骨皮 10g，赤芍 15g，黄精 30g，党参 15g，荔枝核 15g。20 剂，水煎服，日 1 剂。

中成药：桔荔散结片，每次 4 片，每日 3 次。

二诊（2018 年 7 月 10 日）：末次月经 2018 年 6 月 28 日，6 天干净，量中，色鲜，有血块，痛经，腰酸，乳胀。症见易上火，口腔溃疡，牙龈出血，无口干口苦，纳可，饭后饱胀感减轻，偶有胃痛，眠可，便秘，大便 2 日一行。舌暗红，苔白，脉细。

处方：橘核 15g，荔枝核 15g，三七 10g（先煎），莪术 10g，三棱 10g，牡蛎 30g（先煎），丹参 15g，赤芍 15g，麦冬 10g，地骨皮 15g，牡丹皮 10g，牛膝 15g。20 剂，水煎服，日 1 剂。

中成药：香砂养胃丸，每次 9g，每日 2 次。

西药：复合维生素 B 片，每次 2 片，每日 3 次。

三诊（2018 年 10 月 29 日）：末次月经 2018 年 10 月 1 日，量中，色暗红，痛经，需服药，怕冷畏寒，腰酸。饭后饱胀感减轻，偶有胃痛，经期明显，眠可，二便调。舌淡红，苔白，脉弦。

处方：生蒲黄 10g，延胡索 15g，香附 15g，乌药 15g，丹参 15g，赤芍 15g，三七 10g（先煎），甘草 6g，鸡血藤 30g，牛膝 15g，地骨皮 10g，牡丹皮 10g。20 剂，水煎服，日 1 剂。

中成药：桔荔散结片，每次 4 片，每日 3 次。

四诊（2019 年 7 月 31 日）：停经 41 天，末次月经 2019 年 6 月 21 日。偶下腹隐痛，晨起偶腰痛，无阴道流血，无肛门坠胀感，恶心欲吐，情绪易紧张，不易上火，口干，无口苦，纳可，多梦，易腹泻，小便可，无夜尿。舌淡红，苔白，脉细。查人绒毛膜促性腺激素 β 亚基 9257IU/L，孕酮 27.65ng/mL。B 超示宫内妊娠约 6 周，见胎心，子宫肌瘤（13mm×12mm）。

西医诊断：先兆流产。

中医诊断：胎动不安。

辨证：脾肾不足。

治法：补肾健脾安胎。

处方：菟丝子 20g，桑寄生 20g，续断 15g，枸杞子 15g，女贞子 15g，墨旱莲 15g，白芍 15g，山药 15g，覆盆子 15g，麸炒白术 15g，苍术 15g，陈皮 5g。7 剂，水煎服，日 1 剂。

中成药：助孕丸，每次 6g，每日 3 次。随即转入安胎治疗。

（按语）

子宫肌瘤是器质性病变，为痰瘀蕴结之证，治疗上既要行气活血，化瘀消癥，或祛痰燥湿，软坚散结以治其标；也要益气养血，健脾化湿以固其本。但究竟是先补后攻，先攻后补，还是攻补兼施，临证时需要慎重考虑。本案充分体现了罗颂平教授对于癥瘕分阶段治疗的思想。

首诊时，患者有贫血之征，症见易上火，长痤疮，口腔溃疡，提示正气不足，阴虚有热。现阶段不耐攻伐，罗颂平教授以寿胎丸合二至丸滋肾益阴以固本，以丹参、赤芍、荔枝核活血祛瘀以治标。调养一段时间后，二诊以橘荔散结丸为基础方活血散结，化瘀消癥，以攻为主，以地骨皮、麦冬养阴清热，补益为辅。三诊患者痛经症状明显，以膈下逐瘀汤加减行气活血，化瘀止痛。孕后虽无流产迹象，但仍以补肾固冲为法安胎，自无胎堕之忧。

岭南罗氏妇科重视肾脾，调经、助孕、安胎均不忘补肾健脾。血瘀是崩漏、癥瘕等众多妇科疾病的病机，罗颂平教授强调，治疗应根据患者体质、月经周期、生育要求等情况全面考虑，制定合适的攻补方案。

（冯倩怡　整理）

2. 多囊卵巢综合征

陈某，女，32 岁，已婚。因"月经周期延后 10 年余"于 2013 年 5 月 8 日初诊。

患者 15 岁月经初潮，周期 45～70 天，经期 7～8 天，量中，色暗红，有血块，痛经。2011 年行 B 超检查提示卵巢多囊样改变，性激素检查提示高雄激素血症和高泌乳素血症，曾服炔雌醇环丙孕酮片半年余，服药期间月经改善，停药后月经又如旧。孕 1 产 0 自然流产 1（2013 年 3 月孕 8 周余，胚胎停育，行清宫术，胚胎染色体检查：47XY＋21）。末次月经 2013 年 5 月 5 日，至今未净（清宫术后第 1 次月经），色暗红，量多，有血块，偶痛经。现纳眠可，二便调。舌淡，苔白，脉沉细。

辅助检查：2012 年 8 月 27 日查促卵泡生成素 6.5IU/L，促黄体生成素 5.132U/L，雌二醇 6ng/L，孕酮 0.85nmol/L，泌乳素 19.25μg/L，睾酮 2.61pg/mL。

西医诊断：多囊卵巢综合征。

中医诊断：月经后期。

辨证：肾虚肝郁证。

治法：补肾疏肝，活血调经。

处方：菟丝子 15g，熟地黄 15g，巴戟天 15g，白术 15g，茯苓 15g，丹参 15g，鸡血藤 30g，石菖蒲 10g，醋香附 10g，柴胡 10g，当归 10g，白芍 15g。14 剂，水煎服，每日 1 剂。

中成药：温胆片，每次 4 片，每日 3 次。逍遥丸，每次 8 丸，每日 3 次。

医嘱：监测基础体温，下次经净后进行妇科检查，查性激素五项、腹部彩超、抗子宫内膜抗体、抗心磷脂抗体、抗精子抗体、封闭抗体等。

二诊（2013年6月10日）：末次月经2013年5月5日，10天净（清宫术后第1次月经），量多，色鲜红，有血块，无痛经。现耳鸣，眼眵较多，脱发，怕冷，腰痛，晨起眼睑肿，尿频，纳可，眠一般，梦多，舌淡暗，苔薄白，脉沉。

辅助检查：2013年5月8日（月经周期第4天）查性激素五项示促卵泡生成素4.69IU/L，促黄体生成素4.47IU/L，泌乳素280.8mIU/L，雌二醇78.71pmol/L，睾酮1.02nmol/L。2013年5月22日（月经周期第17天)B超示子宫内膜6mm，右侧卵巢26mm×18mm×25mm，见多个液性暗区，最大直径9mm；左侧卵巢29mm×17mm×25mm，见多个液性暗区，最大直径4mm；双侧卵巢多囊样改变。2013年6月10日尿妊娠试验阴性。辨证治法同前，中药处方于上方去熟地黄、石菖蒲，加甘草6g，木香6g。14剂。

中成药：助孕丸，每次6g，每日3次。多维元素片（金施尔康），每次1片，每日1次。

三诊（2013年6月25日）：末次月经2013年6月10日，8天净，量多，色暗，有血块，痛经，腰酸。诉经行时畏寒，出冷汗，耳鸣，乏力，纳可，眠多梦，入睡困难，二便调，舌淡，苔黄，脉细。基础体温未上升。

辨证：血虚血瘀证。

治法：养血活血，疏肝行气。

处方：熟地黄15g，当归10g，赤芍15g，川芎10g，丹参15g，牛膝15g，鸡血藤30g，香附10g，柴胡10g，制远志10g，石菖蒲10g。14剂，水煎服，每日1剂。

中成药：助孕丸，每次6g，每日3次。多维元素片（金施尔康），每次1片，每天1次。

四诊（2013年7月9日）：末次月经2013年6月10日，8天净，量多，色暗，有血块。现易上火，偶有口苦口干，易疲劳，腰酸，纳可，夜寐安，二便调，舌尖红，苔薄白，脉细。上周期基础体温，月经周期第 19 天上升，上升 8 天。

辨证：肝郁肾虚证。

治法：疏肝补肾。

处方：柴胡 10g，当归 10g，白芍 15g，菟丝子 15g，熟地黄 15g，巴戟天 15g，白术 15g，茯苓 15g，醋香附 10g，女贞子 15g，覆盆子 15g，丹参 15g。14 剂，水煎服，每日 1 剂。

中成药：逍遥丸，每次 8 丸，每日 3 次。祛斑调经胶囊，每次 3 粒，每日 2 次。

五诊（2013 年 8 月 14 日）：末次月经 2013 年 7 月 11 日，7 天净，量较前少些，色红，有血块，痛经。现咽痛，口干口苦，眠难入睡，胃纳可，二便调，舌淡红，边有齿印，苔薄白，脉细。辅助检查：2013 年 7 日双方染色体检查未见异常，配偶轻型 α 地中海贫血，女方无异常，双方葡萄糖-6-磷酸脱氢酶未见异常，血清铁 3.56ug/cL（降低），铁蛋白正常，细菌性阴道病（一），抗核抗体、甲功七项正常，纤溶正常，患者月经第 4 天查性激素五项未见异常。促卵泡生成素 4.69IU/L，促黄体生成素 4.47IU/L，泌乳素 280.8mIU/L，雌二醇 78.71pmol/L，睾酮 1.02nmol/L。本周期基础体温：现为月经第 35 天，基础体温于月经第 23 天开始升温，上升缓慢，已高温 10 天（工具避孕）。

辨证：肾脾两虚，肝郁血瘀。

治法：补肾健脾，疏肝化瘀。

处方：熟党参 15g，桑寄生 20g，续断 15g，山药 15g，菟丝子 20g，黄芪 15g，白术 15g，防风 10g，石斛 10g，女贞子 15g，陈皮 5g。14 剂，水煎服，每日 1 剂。

中成药：逍遥丸，每次 8 丸，每日 3 次。祛斑调经胶囊，每次 3 粒，每日 2 次。

六诊（2013 年 8 月 27 日）：末次月经 2013 年 8 月 16 日，7 天净，量中，

色暗，有血块，痛经，乳胀痛，腰酸。诉经行小腹冷痛，双膝冷痛，腰坠痛，平时有颈部冷痛，头晕欲呕，纳可，入睡困难，多梦，晨口干，偶口苦，眼分泌物多，小便频，大便烂，2 次/日，舌淡，苔薄，脉沉细。基础体温未上升。

辨证：肾虚证。

治法：补肾养血调经。

处方：菟丝子 20g，枸杞子 15g，山药 15g，巴戟天 15g，鸡血藤 30g，石菖蒲 10g，女贞子 15g，石斛 10g，制远志 10g，白芍 15g，阿胶 10g，香附 10g，防风 10g。14 剂，水煎服，每日 1 剂。

中成药：胎宝胶囊，每次 3 粒，每日 3 次。助孕丸，每次 6g，每日 3 次。

按此方案进行治疗，6～10 月持续检测体温，提示偶发排卵，高温相不典型。继续予前方加减补肾疏肝，活血养血，调经助孕，服药期间月经基本按时来潮。于 2014 年 4 月妊娠，以补肾健脾之寿胎丸合四君子汤加减保胎治疗至 2014 年 5 月，颈项透明层厚度检查提示宫内妊娠 11 周余，无异常，转产科产检。

（按语）

多囊卵巢综合征是导致排卵功能障碍不孕的主要原因，也是引起月经异常的最常见疾病，可表现为月经提前、推后、月经量过多或过少、经间期出血、经期延长、闭经、崩漏、不孕症等。该病主要是"肾-天癸-冲任-胞宫轴"功能失调，与肾、肝、脾三脏功能失常密切相关，而肾虚又是主要因素。肾虚天癸迟至，脾虚内生痰湿，阻塞冲任，肝失疏泄，气机不畅，血行瘀滞。虚、痰、瘀互结，虚实错杂，冲任不能相资，胞宫藏泻失职而致月经后期，甚至闭经。又因肾虚胎元不固，系胞无力而致流产。先天不足，禀赋素弱，肾气不充，冲任不盛，血海不盈，加上肝失疏泄，脾失健运，气血不和而致不孕。患者自然流产之初，因病致郁，除肾虚外，肝郁亦明显，故治疗以补肾疏肝为法，以菟丝子、巴戟天温助肾阳，固护冲任，熟地黄、当归、白芍滋补阴血，白术、茯苓合温胆片健脾祛湿，丹参、鸡血藤养血活血，香附、柴胡合逍遥丸疏肝解郁，合补阴血药，疏肝柔肝和肝用。治疗后肝郁缓解，则以补肾健脾为主，用菟丝子、桑寄生、续断、枸杞子、覆盆子等补肾，党参、黄芪、白术、山药等益气健脾，四物汤、鸡血藤养血活血。经过治疗，患者月经恢复规律，种子先调经，经调而子嗣，顺利受孕，妊娠后继续补肾健脾，以寿胎丸合四君子汤安胎治疗。

（朱玲　整理）

3. 卵巢早衰

向某，女，26岁，已婚。因"停经4个月，月经周期延后10年，未避孕未孕2年"于2010年12月29日初诊。

患者16岁月经初潮，周期欠规律，25～120天不等，经期2～7天，经量少，色暗红，无血块，无痛经。孕0。近年常用人工周期治疗。末次月经：2010年8月24日（人工周期），烦躁，夜寐多梦，四肢欠温，带下少，性欲淡漠，小便频，大便2～3日一行。舌红，苔白，边有齿印，脉细。

妇科检查：外阴正常，阴毛偏少，阴道通畅，分泌物少；宫颈光滑，偏小；宫体后倾，偏小，质中，活动可，无压痛；双附件未扪及包块，无压痛。

辅助检查：2010年12月30日查促卵泡生成素62.67IU/L，促黄体生成素17.33IU/L，雌二醇59pg/mL。

西医诊断：卵巢早衰。

中医诊断：月经后期，不孕症。

辨证：肾精不足。

治法：补肾填精，益气活血。

处方：当归10g，川芎10g，香附10g，熟地黄15g，赤芍15g，丹参15g，路路通15g，牛膝15g，白扁豆15g，苍术15g，郁金15g，鸡血藤30g。14剂，水煎服，每日1剂。

中成药：胎宝胶囊，复方阿胶浆。

二诊（2011年1月12日）：末次月经2011年1月9日，量少，色暗红，舌红边有齿印，苔白，脉弦。辨证治法同前。

处方：熟地黄 15g，山萸肉 15g，枸杞子 15g，山药 15g，杜仲 15g，郁金 15g，丹参 15g，菟丝子 20g，石菖蒲 10g，佛手 10g，广藿香 10g，鸡血藤 30g。14 剂，水煎服，每日 1 剂。

膏方：党参 150g，黄芪 150g，菟丝子 300g，山萸肉 150g，白术 150g，山药 150g，云茯苓 120g，熟地黄 150g，白芍 150g，当归 100g，黄精 200g，淫羊藿 100g，鸡血藤 300g，何首乌 150g，续断 150g，杜仲 150g，狗脊 150g，桑寄生 200g，覆盆子 150g，石斛 100g，女贞子 150g，广藿香 100g，丹参 120g，香附 100g，肉苁蓉 200g。

另加阿胶 150g，西洋参 150g，红参 100g，蜂蜜 300g，黑枣 100g。

后于月经第 2 天复查促卵泡生成素 40.38IU/L，促黄体生成素 11.77IU/L，雌二醇＜20pg/mL。

三诊（2011 年 6 月 22 日）：烦躁稍减，睡眠好转，继续治疗。辨证治法同前。

处方：熟地黄 15g，山萸肉 15g，菟丝子 20g，枸杞子 15g，山药 15g，巴戟 15g，鸡血藤 30g，郁金 15g，石菖蒲 10g，丹参 15g，淫羊藿 10g，女贞子 15g。14 剂，水煎服，每日 1 剂。

四诊（2011 年 11 月 15 日）：月经仍不规律，经量少，但带下量增加，舌质红，苔薄，脉细数。辨证治法同前。

膏方：党参 150g，黄芪 150g，菟丝子 300g，山萸肉 150g，白术 150g，山药 150g，茯苓 120g，熟地黄 150g，白芍 150g，当归 100g，黄精 200g，淫羊藿 100g，鸡血藤 300g，何首乌 150g，续断 150g，杜仲 150g，狗脊 150g，桑寄生 200g，金樱子 150g，覆盆子 150g，石斛 100g，女贞子 150g，陈皮 60g，广藿香 100g，佛手 100g，丹参 120g，香附 100g。

另加阿胶 150g，鹿角霜 100g，西洋参 100g，红参 100g，饴糖 200g，蜂蜜 300g，黑枣 100g。

五诊（2011 年 12 月 27 日）：月经规律，经量中，有血块，月经期 5 天，诉经前乳房胀痛，舌质红，边有齿痕，苔黄腻，脉弦细。

辨证：肾阴不足。

治法：补肾填精，养血安神。

处方：熟地黄 15g，酒萸肉 15g，菟丝子 20，枸杞子 15g，山药 15g，巴戟天 15g，鸡血藤 30g，郁金 15g，石菖蒲 10g，丹参 15g，制远志 10g，盐牛膝 10g。14 剂，水煎服，每日 1 剂。

中成药：逍遥丸，每次 8 丸，每天 3 次。龟鹿补肾丸，每次 4.5g，每天 3 次。

守法同前，继续服药治疗，2012 月 2 月 29 日（月经第 2 天）复查促卵泡生成素 16.89IU/L，促黄体生成素 1.80IU/L，雌二醇 49pg/mL。2012 年 4 月 11 日复诊时已停经 40 天，自测尿妊娠（＋），B 超提示宫内早孕约 5 周。后顺利分娩一健康婴儿。

患者产后又出现月经稀发，曾查性激素示促卵泡生成素大于 30IU/L 或 40IU/L，坚持服用中药进行治疗，月经规律而至，但量较少，于 2016 年再次成功受孕分娩。

按语

卵巢早衰的病机特点是肾精早亏，天癸早衰，冲任早虚，肾虚、脾虚、肝郁均可导致，但源头在肾，核心在天癸早衰。《景岳全书·妇人规》曰："血枯……因冲任之亏败，源断其流也。凡女性病损，至旬月半载之后，则未有不闭经者。正因阴竭，所以血枯，枯之为义，无血而然……经有久不至者，即无非血枯经闭之候。"月经停闭、不孕是其常见症状。所以补肾填精是治疗的基础，"善补阳者，必于阴中求阳，则阳得阴助，而生化无穷；善补阴者，必于阳中求阴，则阴得阳升，而泉源不竭"。所以补肾健旺天癸须注意阴阳间的关系，阳中求阴，静中有动。常用归肾丸、左归丸为基本方加减治疗，滋肾常用熟地黄、紫河车、山萸肉、黄精、制首乌、枸杞子，温肾常用菟丝子、鹿角胶、巴戟天、淫羊藿、续断、桑寄生等，务求精生阴阳调，天癸健旺，冲任盛，卵巢功能振奋恢复，经调子嗣。对于如紫河车、鹿角胶等血肉有情之品，因容易滋腻碍胃，且药材贵重，常制成膏方，充分利用药材，减少滋腻之性，方便服用。常用人参、党参、黄芪、五指毛桃、白术益气健脾，陈皮、砂仁行气助运，补后天以助先天，且妇人以血为本，通过后天健运化生气血，保证气血充沛，"故月经之本，所重在冲脉，所重在胃气，所重在心脾生化之源耳"（《景岳全书·妇人规》）。血贵在流动灵运，常在补气行气的基础上配伍活血养血之品如鸡血藤、丹参、当归等以助调理气血，补气促血行，行气助血运，气血健旺调畅，天癸有源，冲任通畅，胞宫充盈有度，振奋卵巢功能，则经调子嗣。《景岳全书·妇人规》曰："欲其不枯，无如养营；欲以通之，无如克之。但使雪消，则春水自来，血盈则经脉自至，源泉混混，又孰有能阻之者？"

（朱玲　整理）

4. 子宫内膜异位症

李某，女，31岁，已婚。因"痛经1年余"于2013年8月13日初诊。

患者既往月经周期规律。于2012年4月开始出现经前及经行腹痛，呈进行性加重，一直服中药调理，稍有缓解。今年3月，患者在外院妇科检查提示子宫直肠窝处可触及直径2cm×2cm实性结节，触痛。末次月经：2013年8月3日，5天净，经前1天小腹部绞痛，经量中，色鲜红，有血块，行经第2天腹部疼痛加重，未服止痛药，中药可缓解。现纳可，寐差，多梦，小便调，大便干，1次/日。舌淡边有齿痕，苔白，脉细。

妇科检查：外阴毛发均匀，阴道通畅，分泌物量少，无异味，宫颈光滑，宫体常大，质硬，后位，活动度欠佳，子宫后穹窿处可触及一大小约2cm×2cm质硬包块，触痛明显；右附件区可触及一约55mm×30mm大小包块，质软，边界欠清；左附件未触及明显异常。

辅助检查：2013年3月4日，血CA125（－），CA15-3（－），CA19-9（－）。2013年3月6日彩超示子宫大小46mm×38mm×47mm，子宫内膜7mm，右附件可见56mm×28mm包块，形态不规则，见高回声分隔。

西医诊断：子宫内膜异位症。

中医诊断：痛经。

辨证：痰瘀互结。

治法：化瘀消癥，软坚散结。

处方：橘核 15g，荔枝核 15g，三七 10g，醋莪术 10g，醋三棱 10g，牡蛎 30g，丹参 15g，赤芍 15g，醋香附 10g，醋延胡索 15g，醋鳖甲 20g，乌药 10g。14 剂，水煎服，每日 1 剂。

中成药：桔荔散结片，每次 5 片，每天 3 次。益母调经化瘀合剂，每次 30mL，每天 3 次。

建议复查彩超。

二诊（2013 年 10 月 8 日）：末次月经 2013 年 9 月 28 日，6 天净，量较前稍增多，色鲜红，有血块，无痛经，腰酸。自诉排卵期前后白带量多，水样，色白。现口干，易上火，纳可，多梦，二便调。舌淡红，边有齿印，苔白，脉细弦。8 月 13 日 B 超示子宫内膜 0.6cm，左卵巢囊肿 1.5cm×1.7cm×1.6cm，右卵巢囊肿 2.1cm×2.1cm×2.1cm。辨证治法同上。上方去三棱，加甘草 6g。

中成药：益母调经化瘀合剂，每次 30mL，每天 3 次。散结镇痛胶囊，每次 4 粒，每天 3 次。

三诊（2013 年 11 月 4 日）：末次月经 2013 年 10 月 22 日，9 天净，第 1～5 天量少，色暗红，有血块，无痛经，乳胀。现纳眠可，二便调，口淡，偶口干口苦，舌暗红，边有齿印，苔白，脉细。2013 年 10 月 8 日 B 超示子宫内膜 7mm，子宫大小正常，双卵巢巧克力囊肿，宫颈纳氏囊肿。辨证治法同上。

上方去乌药，加鸡血藤 30g，三棱 10g，牛膝 15g，蒲黄炭 10g。

中成药：益母调经化瘀合剂，每次 30mL，每天 3 次。桔荔散结片，每次 4 片，每天 3 次。

四诊（2013 年 12 月 23 日）：末次月经（2013 年 12 月 19 日），至今未净，

量少，色红，有血块，无痛经，无腰酸。诉服药后痛经程度明显减轻，现足心出汗，余无明显不适，纳眠可，二便调，舌红，苔薄白，脉细。盆腔彩超检查提示子宫大小正常，双侧附件未见异常。妇科检查示子宫后穹窿硬结明显缩小，无触痛。诊断及治疗同前，嘱定期复诊。

之后患者间有复诊，痛经无复发，盆腔 B 超检查无异常。

> **按语**

子宫内膜异位症，是指具有生长功能的子宫内膜组织出现在子宫腔被覆黏膜以外的身体其他部位所引起的一种疾病。属中医学"痛经""月经过多""癥瘕""不孕"等范畴。《医宗金鉴·妇科心法要诀》曰："腹痛经后气血弱，痛在经前气血凝，气滞腹胀血滞痛，更审虚实寒热情。"《景岳全书·妇人规》言："经行腹痛，证有虚实。实者或因寒滞，或因血滞，或因气滞，或因热滞；虚者有因血虚，有因气虚。然实痛者，多痛于未行之前，经通而痛自减；虚痛者，于既行之后，血去而痛未止，或血去而痛益甚。大都可按可揉者为虚，拒按拒揉者为实。有滞无滞，于此可察。但实中有虚，虚中亦有实，此当于形气禀质，兼而辨之，当以意察，言不能悉也。"该病病理基础是血瘀，由于机体脏腑功能失调，气血失和，冲任损伤，致部分经血不循常道而逆行，以致离经之血瘀积，留结于下腹，阻滞冲任、胞宫、胞脉、胞络而发病。不通则痛，发为痛经。子宫内膜异位症相关疼痛包括痛经、性交痛、慢性盆腔痛等，临床发病率高，治疗原则为活血化瘀，软坚散结，以莪术、醋三棱、延胡索等活血止痛，香附、乌药行气止痛，使气行血行，橘核、荔枝核、牡蛎、醋鳖甲合桔荔散结片软坚散结，三七、赤芍、丹参、牛膝等养血活血，使瘀血消，胞络通，冲任畅，痛经可除。

（朱玲　整理）

5. 子宫腺肌症

赵某，女，38 岁。因"月经量多伴月经期延长 10 余年"于 2019 年 12 月 31 日初诊。

患者 15 岁月经初潮，近 10 余年经期长、经量多，周期 30～36 天，经期半月余方净，经量多，色鲜红，血块（＋），痛经（＋＋）。末次月经 2019 年 12 月 24 日，至今未净，经量中等，日用 2～3 片卫生巾，色鲜红，有血块，痛经，尿频。上上次月经 2019 年 11 月 18 日，17 天净，经量多（外院予口服优思悦止血）。平素不易上火，无口干口苦，纳可，难入睡，尿频，便溏，舌淡红，苔白，脉沉细。2017 年 4 月因"子宫腺肌症"于外院上曼月乐环，术后出现点滴阴道流血，2019 年 11 月出现经量多，曼月乐环已脱出，孕 3 产 2 人工流产 1，无生育要求。

辅助检查：2019 年 11 月 27 日外院查 B 超示子宫腺肌症（子宫大小 64mm×58mm×58mm，内膜线状）。

西医诊断：子宫腺肌病，异常子宫出血。

中医诊断：癥瘕。

辨证：肾虚血瘀证。

治法：补肾固冲，散结养血。

处方：牡蛎 30g（先煎），续断 15g，岗稔根 30g，白术 15g，女贞子 15g，墨旱莲 30g，海螵蛸 15g，三七粉 3g（冲服），鳖甲 20g（先煎），地稔根 30g，荔枝核 15g，蒲黄炭 10g（包煎）。20 剂，水煎服，日 1 剂。

中成药：龙血竭片，每次 3 片，每日 3 次。云南白药胶囊，每次 2 粒，每日 2 次。

外治法：针灸治疗。

二诊（2020 年 2 月 4 日）：末次月经 2020 年 1 月 24 日，7 天干净，经量多，色鲜红，有血块，无痛经，经前腰酸。经后曾有点滴出血，已净。上上次月经 2019 年 12 月 24 日，10 天干净，经量多。现症见口干口苦，腰酸，纳可，易醒，夜尿频，便溏。舌暗苔白，脉细。

辨证：气滞血瘀证。治法：行气散结，养血调经。

处方：橘核 15g，荔枝核 15g，三七 10g，莪术 10g，三棱 10g，牡蛎 30g（先煎），香附 10g，延胡索 15g，麸炒白术 15g，苍术 15g，岗稔根 30g，党参

15g。14 剂，水煎服，日 1 剂。

中成药：补中益气颗粒，每次 1 袋，每日 3 次。桔荔散结片，每次 4 片，每日 3 次。

三诊（2020 年 2 月 18 日）：诉矢气多，口干，痤疮，腰酸，纳可，眠易醒，大便有改善，夜尿频，舌淡红，苔白，脉细。辨证治法同前。

处方：生蒲黄 10g（包煎），延胡索 15g，香附 10g，乌药 15g，丹参 15g，赤芍 15g，三七 10g，甘草 6g，鸡血藤 30g，牛膝 15g，岗稔根 30g，地稔根 30g。14 剂，水煎服，日 1 剂。

中成药：散结镇痛胶囊，每次 4 片，每日 3 次。外治：针灸治疗。

四诊（2020 年 3 月 9 日）：末次月经 2020 年 2 月 20 日，6 天干净，经量中等，诸症缓解。舌淡红，苔白，脉细。

西医诊断：子宫腺肌病，异常子宫出血。

中医诊断：癥瘕。

辨证：肾虚血瘀证。

治法：行气散结，养血调经。

处方：生蒲黄 10g（包煎），延胡索 15g，香附 10g，乌药 15g，丹参 15g，赤芍 15g，三七 10g 甘草 6g，牡蛎 30g（先煎），续断 15g，岗稔根 30g，地稔根 30g。14 剂，水煎服，日 1 剂。

中成药：益母调经化瘀合剂，每次 25mL，每日 3 次；桔荔散结片，每次 4 片，每日 3 次。

外治：针灸治疗。

按语

子宫腺肌症是指子宫肌层内存在子宫内膜腺体和间质，在激素的影响下发生出血，肌纤维结缔组织增生，形成弥漫性病变或局限性病变的一种良性疾病，其临床表现为月经量增多、经期延长、痛经、不孕等。

罗颂平教授认为子宫腺肌症病因病机为瘀血阻胞，以气滞血瘀及寒凝血瘀为主。患者经产留瘀，或平素抑郁，或肾虚，致脏腑失和，气血失衡，冲任损伤，经期部分经血不循常道而逆行，离经之血即瘀血。血溢脉外，离经之血蓄积胞中，瘀久成积，则为癥瘕，形成子宫腺肌症或腺肌瘤；瘀阻冲任，不通则痛，导致痛经；瘀阻胞脉，血不循经则月经过多、经期延长；瘀滞日久，胞脉不通，阻碍两精相搏，则为不孕。因此，子宫腺肌症的主要病机为瘀血内阻，但疾病日久必伤及正气，故临床上以虚实夹杂为多见。其治疗当以活血化瘀、软坚散结以治其标，补肾健脾、益气养血以固其本，瘀血消散，血脉通畅，则病证逐渐消退。

本案患者以经量多、经期长为主症。首诊正值月经期，治疗当以减少经量、缩短经期为要。方中续断、白术补肾健脾，固冲止血，岗稔根、地稔根养血止血，女贞子、墨旱莲养阴止血，海螵蛸、三七粉、蒲黄化瘀止血，牡蛎、鳖甲、荔枝核行气软坚。全方攻补兼施，标本同治，既可消除癥瘕积聚，又可止血调经。血止后需审证求因，针对瘀阻胞宫胞络的病机，罗颂平教授灵活运用行气活血、散结消癥之品，如三棱、莪术、丹参、鸡血藤等，并善用南药，如荔枝核、橘核等，固本清源，以防反复发作，恢复正常月经周期。

（冯倩怡　整理）

6. 不孕症

医案①

岑某，女，27岁，已婚，孕0。因"月经延后8年余，未避孕未孕3年余"于2013年10月8日初诊。

患者13岁初潮，周期25～60天，以延后为主，经期4～5天，经量偏少。3年前曾于外院被诊断为多囊卵巢综合征（PCOS），近1年口服炔雌醇环丙孕酮片（达英-35）或屈螺酮炔雌醇片（优思明），服药期间月经规律，此次经后未再继续服药。时有阴痒，带下正常，有生育要求。末次月经9月28日，5天净，量少，色暗红，上上次月经9月5日。自诉近1年同房时阴道口疼痛不适，伴有少许阴道出血。现间有胃脘痛，口干，易上火，纳眠一般，小便调，大便溏，一日2行，舌淡红，苔黄，脉滑细。

妇科检查：外阴正常，阴道通畅，分泌物量多，色白质黏，宫颈光滑，抬举痛，子宫后倾，常大质中，活动一般，稍压痛，双附件未扪及包块。

辅助检查：2013年8月9日查血促卵泡生成素示8.53IU/L，促黄体生成素11.84IU/L。2013年3月1日输卵管造影术示双侧输卵管通畅，未见盆腔粘连征。2013年2月7日查糖化血红蛋白5.1%，空腹血糖4.57mmol/L，空腹胰岛素3.0mU/L。2013年3月甲状腺功能三项、优生检查正常，不孕不育抗体正常。促卵泡生成素4.68IU/L，促黄体生成素24.18U/L，雌二醇586pmol/L，孕酮18.9mmol/L，泌乳素16.51ng/mL，睾酮2.93nmol/L。2月4日支原体、衣原体检测阴性。B超示子宫内膜0.7cm，双卵巢多囊样改变。夫妻双方葡萄糖-6-磷酸脱氢酶未见异常。2013年7月30日，配偶精液检查正常。

西医诊断：多囊卵巢综合征，不孕症。

中医诊断：月经后期，不孕症。

辨证：脾肾不足，肝郁不舒。

治法：补肾益脾，疏肝解郁。

处方：党参15g，桑寄生20g，续断15g，山药15g，覆盆子15g，菟丝子20g，黄芪15g，白术15g，山茱萸15g，女贞子15g，柴胡10g，香附10g。14剂，水煎服，每日1剂。

中成药：助孕丸，每次6g，每日3次。

嘱监测基础体温，B超测排卵。

二诊（2013年10月23日）：末次月经2013年9月28日，5天净，量少，色暗红。基础体温未见上升，B超监测未见优势卵泡。诉近日咳嗽，咳痰，服前药，偶有胃脘疼痛，腹泻，纳眠可，小便调，舌淡红，苔黄腻，脉细。

辨证：脾肾不足，痰湿蕴肺。

治法：补肾益脾，祛湿化痰，兼宣肺止咳。

处方：党参15g，桑寄生20g，续断15g，山药15g，菟丝子20g，白术15g，前胡10g，橘红5g，炒白扁豆15g，藿香10g，法半夏10g，柴胡10g。

14 剂，水煎服，每日 1 剂。中成药：助孕丸，每次 6g，每日 3 次。

三诊（2013 年 11 月 6 日）：末次月经 2013 年 11 月 4 日，现未净，量少，色鲜红，无血块，偶痛经，无腰酸乳胀。现咳嗽咳痰好转，纳可，眠欠佳，夜尿 1 次，大便溏，一日 2～3 行，舌红，苔黄，脉弦。上周期基础体温双相，月经周期第 27 天升温，高温 12 天。

辨证：脾肾不足，痰湿内蕴。

治法：补肾健脾，祛痰化湿。

处方：菟丝子 15g，巴戟天 15g，苍术 15g，茯苓 15g，炒白术 15g，炒白扁豆 15g，柴胡 10g，当归 10g，白芍 15g，香附 10g，丹参 15g，鸡血藤 30g。14 剂，水煎服，每日 1 剂。

四诊（2013 年 11 月 20 日）：末次月经 2013 年 11 月 4 日，5 天净，量中，色红，无血块，无痛经、乳胀，间有下腹痛，近日腹泻，大便 3～4 次，稀便，口苦，多梦易醒，纳可，小便调，舌红边齿痕，苔黄厚，脉细。现月经周期第 16 天，基础体温未上升，B 超监测优势卵泡生长，现已成熟，右卵巢卵泡 2.3cm×1.8cm×2.1cm，内膜厚 1cm。辨证治法同上。

处方：党参 15g，桑寄生 20g，续断 15g，山药 15g，菟丝子 20g，黄芪 15g，炒白术 15g，苍术 15g，炒白扁豆 15g，陈皮 5g，黄芩 10g，藿香 10g。14 剂，水煎服，每日 1 剂。

中成药：助孕丸，每次 6g，每日 3 次。

五诊（2013 年 12 月 12 日）：停经 38 天，尿妊娠试验阳性。末次月经 11 月 4 日。诉下腹痛，大便烂，3～4 次/日，便后痛减，无恶心，纳可，眠差，舌淡苔黄，脉细滑。血人绒毛膜促性腺激素 β 亚基 2929IU/L，孕酮 54nmol/L。

诊断：胎动不安。

辨证：脾肾不足，痰湿内蕴。

治法：补肾健脾，祛湿化痰。

处方：党参 15g，桑寄生 20g，续断 15g，山药 15g，覆盆子 15g，菟丝子

20g，黄芪 15g，炒白术 15g，苍术 15g，炒白扁豆 15g，陈皮 5g。14 剂，水
煎服，每日 1 剂。

中成药：滋肾育胎丸，每次 5g，每天 3 次。复合维生素片（爱乐维），每
次 1 片，每天 1 次。

2013 年 12 月 25 日彩超示宫内见 16mm×16mm 孕囊，胚芽长 4mm，可
见心管搏动，孕 6 周。患者于孕 6～13 周间断多次出现少量阴道流血，以补
肾脾、祛痰湿、固冲任为基本治法进行安胎治疗，后无阴道流血，胎儿发育
良好，于 2014 年 8 月 9 日顺产一健康男婴。

> **按语**

患者月经后期，"肾-天癸-冲任-子宫轴"功能失调，精卵不能相资，则
不孕，《女科正宗》明确指出"男精壮而女经调，有子之道也"。患者为育龄
期女性，月经后期，B 超提示卵巢呈多囊样改变，诊断为多囊卵巢综合征。
患者配偶精液检查正常，患者输卵管检查通畅，考虑其不孕的原因与多囊卵
巢综合征导致的排卵功能障碍有关。《医宗金鉴》曰："不孕之故伤任冲，不
调带下经漏崩，或因积血胞寒热，痰饮脂膜病子宫。"《伤寒论集注》言："湿
痰占据胞胎者，其腹渐大，白带常来，饮食非如孕妇喜恶不常，又无胎息可
验，由其脾胃素虚，而生化之源为留饮窒塞，是以经血不行，兼之肾阳不足，
不能化气，而痰乃得占据胞胎。"脾肾气虚，痰湿内蕴是本病的主要病机，痰
湿为标，脾肾虚为本。肾虚冲任失养，水运失主，脾虚水湿不化，湿聚为痰，
痰湿内渍，阻滞冲任，浸淫胞宫，致月经后期；阻滞精卵结合，则婚久不孕；
水湿并走肠间，则腹泻便溏，湿浊上泛，则苔腻。

治疗以补肾健脾、祛湿化痰为法。补肾健脾助水湿运化以治本，祛痰化
湿除痰湿以治标，标本兼顾。以菟丝子、桑寄生、续断、覆盆子等补益肾气，
使肾气旺自能主水、养冲任，排卵前加巴戟天以温肾助阳，促排卵；党参、
黄芪、山药、白术益气健脾，脾气健自能运化水谷，化生气血，补后天助先
天；以苍术、白扁豆、陈皮、藿香等祛湿化痰；痰湿阻滞，湿化为热，加黄

芩清热祛湿。不孕症者常兼肝郁，因病致郁，因郁加重病情，故治疗中配伍柴胡、香附疏肝解郁，配合白芍柔肝和肝调肝用，尤在排卵期前配合当归、丹参、鸡血藤养血疏肝，调畅气机。经调则子嗣，但孕后肾虚失系胎，脾虚失固胎，痰湿阻滞损伤冲任，冲任失固，胎失所系所养，故出现反复阴道少量阴血，继续补肾脾、化痰湿以固冲任、安胎元，患者有 PCOS 史，肾脾两虚、痰湿阻滞是其基本病机特点，不仅会导致不孕，即便妊娠，也是导致胎动不安的主要病机，故在调经、助孕、安胎的过程中始终抓住其基本病机特点进行治疗，最终顺利分娩。

（朱玲　整理）

医案②

李某，女，37 岁。因"自然流产后未避孕未孕 4 年余"于 2018 年 7 月 15 日初诊。

患者平素月经尚规律，周期 35～37 天，经期 5～6 天，经量少，色暗，偶有血块，无痛经，末次月经 2018 年 6 月 23 日。2014 年 3 月因孕中期自然流产并行清宫术，后未避孕至今未孕。清宫术后月经较孕前减少约 1/3，间断于外院中药调理，效果不佳。经后腰酸明显，平素易腹泻，舌淡暗，苔薄白，脉沉细。既往患慢性结肠炎数年。

妇科检查：外阴正常，阴道分泌物量少，色白，宫颈光滑，子宫前位，正常大小，活动可，无压痛，双附件未及明显压痛及包块。

辅助检查：2015 年 11 月，外院宫腔镜检查提示宫腔形态正常，未见粘连征象。2016 年 1 月，外院查子宫输卵管造影提示双侧输卵管轻度炎症，尚通畅。外院多次 B 超监测排卵正常，子宫内膜偏薄。丈夫精液检查正常。卵泡期性激素五项示促卵泡生成素 5.15mIU/mL，促黄体生成素 4.35mIU/mL，雌二醇 46pg/mL，泌乳素 6.66ng/mL，睾酮 1.02ng/mL。

西医诊断：继发性不孕。

中医诊断：不孕症。

诊断：脾肾不足证。

治法：补肾健脾，调经助孕。

处方：菟丝子 20g，续断 10g，熟地黄 10g，白术 15g，党参 15g，山药 20g，黄精 10g，柴胡 10g，白芍 10g，佛手 15g，丹参 15g，甘草 6g。14 剂，水煎服，日 1 剂。

中成药：助孕丸，每次 6g，每日 3 次。

嘱下周期开始监测基础体温，B 超监测排卵。

二诊（2018 年 7 月 30 日）：末次月经 2018 年 7 月 28 日，现未净，经量少，经色暗红，少许血块，无痛经，腰酸，二便调。舌淡暗，苔薄白，脉细弦。

辨证：气虚血瘀证。

治法：补气活血。

处方：当归 15g，川芎 15g，益母草 30g，赤芍 15g，桃仁 15g，丹参 15g，白术 15g，陈皮 5g，黄芪 15g，甘草 6g，泽兰 15g，山药 15g。7 剂，水煎服，日 1 剂。

中成药：助孕丸，每次 6g，每日 3 次。

三诊（2018 年 8 月 6 日）：经净腰酸，精神欠佳，眠差，二便尚调。本周期基础体温暂未上升。舌淡暗，苔薄白，脉细弦。

辨证：脾肾不足证。

治法：补益肾脾。

处方：熟地黄 15g，山茱萸 15g，当归 15g，白芍 10g，远志 10g，石菖蒲 15g，酸枣仁 15g，甘草 6g，陈皮 5g，菟丝子 20g，桑寄生 20g。14 剂，水煎服，日 1 剂。

中成药：助孕丸，每次 6g，每日 3 次。

四诊（2018 年 8 月 19 日）：末次月经 2018 年 7 月 28 日，本周期基础体温双相，现升温 5 天。排卵期可见蛋清样分泌物，量不多。现无特殊不适。舌淡暗，苔薄白，脉弦。辨证治法同前。

处方：菟丝子 20g，桑寄生 20g，续断 15g，白术 15g，山药 15g，党参

15g，杜仲 15g，佛手 10g，砂仁 6g（后下），甘草 6g，陈皮 5g。14 剂，水煎服，日 1 剂。

中成药：助孕丸，每次 6g，每日 3 次。

继续守法加减调理 4 个多月，2019 年 1 月 23 日再诊。末次月经：11 月 26 日，我院 B 超提示宫内妊娠 7 周余，活胎，予寿胎丸加减安胎。

按语

不孕症的原因很复杂，往往是生殖系统各种疾患的综合反映，而且关系到夫妻双方，治疗前要先查找原因，检查包括男性精液、女性排卵功能、输卵管、内分泌、免疫、子宫内膜、盆腔等。详尽的检查有助于寻找病因，治疗有的放矢。罗颂平教授临证最重视的女性妊娠三环节，即种子、通道、土壤。所谓种子，即女性卵泡质量、数量、排卵情况；通道，即女性生殖道的通畅度，特别是输卵管的通畅性和盆腔环境；土壤，即子宫内膜容受性。

本例患者自然流产行清宫术后月经量减少，辅助检查提示子宫内膜偏薄，其余检查大致正常，故考虑其不孕的原因为子宫内膜薄，容受性不佳。中医认为，子宫内膜属于妊娠必备的物质基础，属肾阴所主。子宫内膜薄，即容受孕卵的物质基础不足，故属肾阴不足，而患者平素经后腰酸、易腹泻，属脾肾不足。脾肾不足，无力行血，必然血行不畅，故治疗以补肾健脾为主。罗颂平教授强调，调理冲任气血，需结合周期疗法，经后期滋肾阴，养肝血，多用熟地黄、山茱萸、山药、枸杞子、女贞子等，常用方如归肾丸；经间期温肾助阳，调理气血，促阴阳转化，常用药为淫羊藿、仙茅、丹参、当归、香附等，常用方如二仙汤；经前期平补肾气，调和气血，常用药为菟丝子、桑寄生、续断、山药、覆盆子、枸杞子等；助孕者，常用寿胎丸，若胎元已结，则继续安胎治疗。调经、助孕、安胎思路清晰，一气呵成，经血充足，胎孕乃成。

（冯倩怡 整理）

医案❸

陈某，女，已婚，27 岁。因"未避孕未孕 4 年"于 2018 年 11 月 21 日初诊。

患者月经初潮 16 岁，平素月经规则，周期 35～37 天，经期 5～7 天，量中等，色红，有血块，无痛经，经前腰酸、乳房胀痛。近 2 年月经量较前稍减少。末次月经 2018 年 11 月 15 日，量偏少，色淡红，有血块，无痛经，经前腰酸乳胀。现怕冷，无口干口苦，纳眠可，二便调。舌略红，苔白，脉细。

辅助检查：2016 年 2 月 21 日外院查甲状腺功能五项未见异常。2016 年 3 月外院查性激素，促卵泡生成素 4.85IU/L，促黄体生成素 2.78IU/L，雌二醇 109pmol/L，泌乳素 492.41mIU/L，睾酮 0.92nmol/L。2016 年 5 月于外院查子宫输卵管造影：双侧输卵管通畅。支原体、衣原体均阴性。2018 年 5 月，抗子宫内膜抗体、抗心磷脂抗体、抗精子抗体均阴性。2018 年 5 月 11 日男方精液检查未见异常。2018 年 10 月 B 超监测排卵提示有排卵，基础体温双相，月经周期第 12 天开始升温，升温缓慢，高温相 11 天。

西医诊断：女性原发性不孕。

中医诊断：不孕症。

辨证：肾阴不足。

治法：滋阴补肾。

处方：菟丝子 20g，桑寄生 20g，续断 15g，枸杞子 15g，女贞子 15g，白芍 15g，山药 15g，覆盆子 15g，丹参 15g，鸡血藤 30g，香附 10g，合欢花 10g。

膏方：滋阴养血方。

中成药：助孕丸，每次 6g，每天 3 次。

B 超监测排卵，监测基础体温。

二诊（2018 年 12 月 11 日）：末次月经 2018 年 11 月 15 日。现偶有口干，无口苦，咽部不适，纳可，眠差易醒，二便正常。舌尖红，苔白，脉沉细。

辅助检查：2018 年 11 月 30 日 B 超监测卵泡内膜厚 6.8mm，左卵巢卵泡 21mm×12mm。基础体温：不典型双相，月经周期第 22 天开始体温缓慢上升，上升后体温不规律，波动大。

辨证：肾虚肝郁证。

治法：滋肾养阴，疏肝活血。

处方：菟丝子 20g，桑寄生 20g，续断 15g，枸杞子 15g，女贞子 15g，白芍 15g，山药 15g，覆盆子 15g，干石斛 20g，素馨花 10g，石菖蒲 10g，丹参 15g。

膏方：滋阴养血方。

中成药：坤泰胶囊，每次 4 粒，每天 3 次。

三诊（2019 年 1 月 14 日）：末次月经 2018 年 12 月 7 日，4 天干净，量偏少，色暗，经前乳房胀痛，轻微腰酸，无痛经。现偶有急躁，情绪不佳，乳房稍胀痛，稍咽痛，疲乏，有口干，无口苦，纳可，眠易醒，二便调。舌边红，苔白，脉细。

辅助检查：2019 年 1 月 3 日 B 超监测排卵，子宫内膜厚 9mm，右侧卵巢卵泡 19mm×21mm。2019 年 1 月 9 日复查 B 超提示优势卵泡消失，内膜厚 7mm。

处方：菟丝子 20g，桑寄生 20g，续断 15g，枸杞子 15g，女贞子 15g，白芍 15g，山药 15g，覆盆子 15g，地骨皮 15g，郁金 10g，干石斛 10g，酸枣仁 15g。

膏方：滋阴养血方。

中成药：助孕丸，每次 6g，每天 3 次。

四诊（2019 年 3 月 6 日）：末次月经 2019 年 2 月 22 日，6 天干净，量少，有血块，色暗红，无痛经，有腰酸，有乳房胀痛。现前额头痛，伴头晕，易疲倦，精神状态较差，怕冷，无口干口苦，纳一般，眠浅易醒，二便调。舌淡红，苔白，脉沉细。

辨证：脾肾亏虚，肝郁血瘀。

治法：补肾健脾，疏肝活血。

处方：熟党参 15g，桑寄生 20g，续断 15g，山药 15g，覆盆子 15g，菟丝子 20g，黄芪 15g，白术 15g，香附 10g，丹参 15g，鸡血藤 30g，合欢花 10g。

膏方：养血育麟方。中成药：助孕丸，每次 6g，每天 3 次。另嘱如未孕，下次月经干净后拟行宫腹腔镜探查术。

五诊（2019 年 4 月 2 日）：停经 39 天。末次月经 2019 年 2 月 22 日，6 天干净。现下腹坠痛，疲乏，口干，心慌，无阴道流血，易上火，无口干口苦，二便调。舌红，苔白，脉细滑。

辅助检查：2019 年 3 月 31 日查血人绒毛膜促性腺激素 β 亚基 4337IU/L，雌二醇 1754pmol/L，孕酮 81.35nmol/L。

辨证：脾肾不足。

治法：健脾补肾安胎。

处方：熟党参 15g，桑寄生 20g，续断 15g，山药 15g，覆盆子 15g，菟丝子 20g，黄芪 15g，白术 15g，陈皮 5g，干石斛 20g，酒萸肉 15g，甘草 6g。

膏方：安胎养血方。

中成药：滋肾育胎丸，每次 5g，每天 3 次。

六诊（2019 年 4 月 9 日）：现停经 46 天。胸闷，乳房胀，恶心干呕，纳差，偶有下腹坠痛，腰酸，无阴道流血，眠可，二便调。舌淡红，苔白，脉细滑。

辅助检查：2019 年 4 月 7 日查血人绒毛膜促性腺激素 β 亚基 32390IU/L，孕酮 67.5nmol/L。2019 年 4 月 9 日，B 超示宫内妊娠，约 7 周，见心管搏动。

处方：菟丝子 20g，桑寄生 20g，续断 15g，枸杞子 15g，女贞子 15g，白芍 15g，山药 15g，覆盆子 15g，干石斛 10g，制佛手 10g，甘草 6g，瓜蒌皮 10g。

地屈孕酮片，每次 1 片，每天 3 次。

按语

本案患者多年不孕，夫妻双方行常规不孕相关因素检查未发现明显异常，可归于西医学不明原因不孕。但罗颂平教授观察入微，注意到患者监测卵泡提示卵泡发育欠佳，基础体温上升缓慢，不典型双相，体温波动较大，考虑患者不孕原因可能为卵泡发育不良合并黄体功能不全。中医对不孕症的病因多责之于肾气亏虚，但肾虚亦分为肾气虚、肾阴虚、肾阳虚，本病患者病久不孕，阴液耗损，肾阴亏损，以致冲任血海不足，月经量减少，不能摄精成孕，甚则阴血亏虚益甚，阴虚内热，热扰冲任，以致不能摄精成孕。患者婚后日久不孕，情志不畅，肝气郁结，疏泄失常，冲任不能相资，更加重病情的进展，而导致月经量日益减少。治疗本病，重在调经以助孕，经调则孕成。治疗过程中，以补肾滋阴为主，辅以疏肝健脾活血之法。首诊中以菟丝子、覆盆子、桑寄生、续断补肾益精，枸杞子、女贞子滋肾养阴，白芍滋阴养血疏肝，山药健脾益气，丹参、鸡血藤活血养血，香附、合欢花行气疏肝。二诊加石斛滋阴清热，素馨花加强行气疏肝之效，在大队的滋补药物中加石菖蒲开胃豁痰，使方补而不腻，且又有安神益智之功。三诊患者阴虚火旺明显则加地骨皮加强滋阴清热之效。四诊时，虚热已去，以气虚为主，予党参、黄芪大补元气。患者孕后仍仅守法则，以补肾固冲安胎为主，拟寿胎丸辨证加减。患者孕后纳差恶心，予瓜蒌皮宽胸行气，佛手疏肝理气，和胃止呕。在治疗过程中，密切注意病情的虚实阴阳转换，在以补肾为主要治则的基础上，辨证加减，灵活选药，则病自愈。患者孕后监测孕酮水平有所下降，孕前考虑患者存在黄体不健，加地屈孕酮片健黄体，中西医结合安胎治疗。

（雷洁莹　整理）

医案④

黄某，女，36岁。因"未避孕未孕2年"于2019年4月30日初诊。

现病史：患者平素月经规律，经期7天，周期30天，量中，色暗红，有血块。末次月经：2019年4月13日，量如常。纳眠可，二便调。舌尖红，苔白，脉细。

既往史：曾于 2019 年 3 月因"右侧卵巢囊肿"行腹腔镜下右侧卵巢囊肿切除术＋双侧输卵管通液术，术后病理结果提示卵巢浆液性囊腺瘤。

辅助检查：2018 年 1 月 17 日性激素检查示促卵泡生成素 6.93IU/L，促黄体生成素 7.51IU/L，雌二醇 37pg/mL，泌乳素 17.32ng/mL，睾酮 0.55ng/dL，孕酮：0.7nmol/L。2018 年 1 月 19 日甲状腺功能三项示促甲状腺激素 1.91μIU/mL，血清游离三碘甲腺原氨酸 3.74pg/mL，血清游离甲状腺素 11.04ng/dL。2018 年 5 月 22 日配偶精液常规 a＋b＝50.5％。2019 年 4 月 29 日妇科彩超检查提示子宫肌层低回声结节，大小约 9mm×5mm，考虑子宫肌瘤可能。

西医诊断：不孕症。

中医诊断：不孕症。

辨证：肝肾阴虚夹血瘀。

治法：补肾健脾，疏肝活血。

处方：桑寄生 20g，盐菟丝子 20g，续断 15g，山药 15g，覆盆子 15g，酒女贞子 15g，白芍 15g，枸杞子 15g，素馨花 10g，地骨皮 10g，郁金 10g，丹参 15g。20 剂，水煎服，每日 1 剂。

中成药：逍遥丸 1 瓶，每次 8 粒，每日 3 次。助孕丸，10 瓶，每次 6g，每日 3 次。

外治法：雷火灸、电针（针灸并用）。

二诊（2019 年 5 月 22 日）：末次月经 2019 年 5 月 15 日，月经量中，色鲜红，有血块。自觉口干口苦，纳眠可，二便调。舌尖红，苔白，脉细。卵泡监测情况：2019 年 4 月 27 日妇科彩超提示子宫内膜厚 8mm，左卵巢卵泡 19mm×17.5mm。2019 年 4 月 28 日妇科彩超提示子宫内膜厚 9.4mm，左卵巢卵泡 23mm×16mm。2019 年 4 月 29 日妇科彩超提示子宫内膜厚 12mm，左卵巢卵泡 24mm×18mm。2019 年 5 月 1 日妇科彩超提示子宫内膜厚 12mm，左卵巢卵泡 40mm×33mm。

辨证：肝郁肾虚。

治法：补肾健脾，疏肝活血。

处方：柴胡 10g，菟丝子 20g，白术 15g，当归 10g，茯苓 15g，女贞子 15g，白芍 15g，巴戟天 15g，丹参 15g，素馨花 10g，甘草 6g，石菖蒲 15g。20 剂，水煎服，每日 1 剂。

膏方：滋阴养血方。

中成药：逍遥丸 1 瓶，每次 8 粒，每日 3 次；助孕丸 10 瓶，每次 6g，每日 3 次。

外治法：雷火灸、电针（针灸并用）。

三诊（2019 年 6 月 17 日）：服膏方后易口苦，无口干，纳眠可，大便日 3 次。末次月经 2019 年 6 月 12 日，量中，色鲜红，有血块，腰酸。舌淡红，苔白，脉细。卵泡监测情况：2019 年 5 月 25 日妇科彩超提示子宫内膜厚 7mm，左卵巢卵泡 19mm×14mm。2019 年 5 月 26 日妇科彩超提示子宫内膜 9.6mm，左卵巢卵泡 21mm×15mm。2019 年 5 月 29 日妇科彩超提示子宫内膜厚 10mm，左卵巢卵泡 14mm×9mm（已排）。辨证治法同上。

处方：柴胡 10g，菟丝子 15g，白术 15g，当归 10g，鸡血藤 30g，女贞子 15g，白芍 15g，茯苓 15g，合欢花 10g，素馨花 10g，甘草 6g，石菖蒲 10g。20 剂，水煎服，每日 1 剂。

膏方：清肝养血方。

中成药：逍遥丸 1 瓶，每次 8 粒，每日 3 次；助孕丸，10 瓶，每次 6g，每日 3 次。

四诊（2019 年 7 月 24 日）：停经 42 天，现偶有下腹隐痛，无腰酸及阴道流血。自觉口干口苦，纳眠可，二便调。舌淡红，苔白，脉细。

辅助检查：2019 年 7 月 10 日查血人绒毛膜促性腺激素 β 亚基 24.87IU/L，孕酮 32.66ng/mL，雌二醇 558pg/mL。2019 年 7 月 13 日查血人绒毛膜促性腺激素 β 亚基 131.84IU/L，孕酮 25.4ng/mL，雌二醇 464pg/mL。2019 年 7 月 18 日查血人绒毛膜促性腺激素 β 亚基 2111IU/L，孕酮＞40ng/mL，雌二醇 870pg/mL。

中医诊断：胎动不安。

辨证：脾肾不固证。

治法：补肾健脾安胎。

处方：熟党参 15g，菟丝子 20g，续断 15g，山药 15g，桑寄生 20g，覆盆子 15g，黄芪 15g，白术 15g，干石斛 10g，酒萸肉 15g，陈皮 5g，芡实 15g。7 剂，水煎服，每日 1 剂。

膏方：安胎养血方。

中成药：滋肾育胎丸，4 盒，每次 5g，每日 3 次。

(按语)

肾主冲任，冲为血海，任主胞胎。肾虚是不孕症的主要原因。肾藏真阴而寓元阳，为水火之脏。女子念子心切，却愈难孕育，情志不畅，肝气郁结，疏泄失常，气血不和，冲任不能相滋，以致不能摄精成孕。本例患者为肝肾不足，肾虚肝郁所致。肝肾同源，精血相生，肝肾虚则冲任失养，难以摄精成孕。

根据虚则补之的原则，阴虚宜甘润壮水以滋养。罗颂平教授首诊用寿胎丸合二至丸加减，以菟丝子、续断、桑寄生及枸杞子补肾气，填补肾精；以女贞子及覆盆子填补肾精，滋养肾阴；山药健脾养胃；芍药养血柔肝；丹参活血祛瘀，养血安神；地骨皮滋阴清热；郁金疏肝理气化瘀，肝气舒畅则血府自藏，阴血藏则神安、精神爽；素馨花味甘，性平，悦肝醒脾，疏肝之时又能润养肝阴，偏于行气解郁。二诊重在调理肝脾，疏理气机，以定经汤加减，使冲任通畅，肝气舒畅。在"肾-天癸-冲任-胞宫"生殖轴理论指导下，三诊患者处于经后期，以补肾调肝之定经汤加减，定经汤可疏肝肾之气，补肝肾之精。肝肾之气舒而精通，肝肾之精旺而水利。方中柴胡疏肝气之郁结，菟丝子补肾填精，当归、白芍养血调经，女贞子填补肾精、滋养肾阴，白术、茯苓健脾渗湿，鸡血藤味苦甘涩、性温，苦入心，甘入脾，心生血，脾为气血生化之源。温能升发通行，涩能固摄收敛。石菖蒲味辛、苦，性温，归心、胃经，芳香走窜，具开窍豁痰、醒神益智、化湿开胃之功。方中取其开窍豁痰、理气活血之效，促进排卵和调经。素馨花味甘，性平，悦肝醒脾，疏肝之时又能润养肝阴。合欢花甘平，微苦微香，苦能清心，甘能养脾，香能升发阳气，功能解郁安神，疏肝活络。

一举受孕成功，立即以寿胎丸、四君子汤加减，补肾健脾安胎。方中菟丝子补肾养精，益阴而固阳，桑寄生、续断固肾强腰系胎，党参、黄芪、白术健脾益气以载胎元，山药健脾胃，石斛滋阴清热，加酒萸肉大补精血，覆盆子益肾固精，芡实味甘、涩，性平，归脾、肾经，涩而不滞，补脾肾而兼能祛湿，佐以陈皮健脾胃和中。

罗颂平教授针对不孕患者首辨病因，分虚实。对于原发性不孕患者，男方查精液，女方查排卵及输卵管通畅情况。不孕患者大多本虚标实，以肾虚为本，肝郁、血瘀、痰湿为标。罗颂平教授主张心身同治。不孕患者容易发生焦虑、抑郁，临证时罗颂平教授不仅耐心倾听，还循循善诱，帮其打开心结。善用花类，针药并用，尤喜用合欢花、素馨花。花类芳香馨甘，有悦肝醒脾之功，配合岭南调神助孕针法。本例患者不孕的根本原因是肾虚不能摄精成孕，兼有肝郁，故治以补肾健脾、滋养肝肾为主，佐以疏肝解郁，肝气条达，则血气调和，肝脾肾协调，故能很快受孕。中医治病，向来重视辨病与辨证相结合，故能收到立竿见影之效。

（阮丽君　整理）

6. 不孕症辅助生育

梅某，女，37 岁，已婚。因"正常性生活未避孕未孕 9 年余"于 2017 年 2 月 8 日初诊。

患者平素月经规律，5/26～28 天，量中，色红，乳胀。末次月经 2017 年 1 月 24 日，5 天净；上上次月经 2016 年 12 月 29 日，5 天净。已婚，孕 1 人工流产 1（2003 年人工流产），正常性生活未避孕而未孕 9 年余。2011 年曾在外院行宫腹腔镜手术（具体不详），术后诊断：子宫内膜异位症，卵泡未破裂黄素化综合征。现晨起双手麻木，纳可，眠多梦，二便可，易上火，无口干口苦。拟1个月后行体外授精—胚胎移植。舌淡红，苔薄白，脉细。

辅助检查：2011年外院行输卵管造影示右输卵管未见显影，左输卵管欠通畅。2016年7月28日查抗缪勒管激素0.28ng/mL，2016年8月19日查促卵泡生成素12.43IU/L，促黄体生成素2.05IU/L，泌乳素215.72mIU/L，睾酮1.12nmol/L，孕酮1.34nmol/L，雌二醇109.11pmol/L。2016年11月28日B超示子宫内膜厚10.6mm，子宫左侧壁实性结节，大小18mm×11mm×14mm，性质待定；左卵巢囊性占位18mm×16mm×17mm，性质待定；盆腔积液（28mm×11mm×39mm）。2016年3月配偶精液检查示畸形率、前向运动精子率均正常。

西医诊断：继发不孕，卵巢储备功能下降，盆腔炎性疾病后遗症，子宫肌瘤，子宫内膜异位症，卵泡未破裂黄素化综合征。

中医诊断：不孕症，癥瘕，盆腔炎性疾病。

辨证：脾肾两虚，肝郁血瘀。

治法：补肾健脾，疏肝活血。

处方：熟党参15g，桑寄生20g，续断15g，山药15g，菟丝子20g，黄芪15g，白术15g，素馨花10g，合欢花10g，白芍15g，丹参15g。14剂，水煎服，每日1剂。

中成药：定坤丹，每次1丸，每日2次。助孕丸，每次6g，每日3次。

二诊（2017年2月14日）：末次月经2017年1月24日，现易上火，怕冷，无口干口苦，纳可，多梦。大便稀，每日1次。舌淡红，苔白，脉细。2017年2月14日彩超示子宫未见明显异常，子宫内膜厚12mm，盆腔积液（31mm×19mm），子宫螺旋动脉收缩期峰值流速9cm/s，阻力指数0.6。本周期基础体温未见上升。

辨证：肝肾阴虚。

治法：滋补肝肾。

处方：菟丝子20g，桑寄生20g，续断15g，枸杞子15g，白芍15g，干石斛10g，山药15g，覆盆子15g，女贞子15g，地骨皮10g，炒白术15g，苍术

15g。20 剂，水煎服，每日 1 剂。

膏方：养血育麟膏方。

三诊（2017 年 3 月 7 日）：末次月经 2017 年 2 月 25 日，量中，色鲜红，乳胀，易上火，无口干口苦，咽痛，记忆力明显下降，小腹畏寒，颈痛，纳一般，眠多梦，大便质稀。拟 3 月 18 日行胚胎移植，现余 2 枚冻胚。舌淡红，苔白，脉细。

辨证：肝肾阴虚。

治法：滋补肝肾。

处方：菟丝子 20g，桑寄生 20g，续断 15g，枸杞子 15g，白芍 15g，山药 15g，覆盆子 15g，陈皮 10g，女贞子 15g，墨旱莲 15g，山萸肉 15g，甘草 5g。20 剂，水煎服，每日 1 剂。

膏方：养血育麟膏方。

四诊（2017 年 3 月 30 日）：患者于 2017 年 3 月 28 日胚胎移植后 10 天查人绒毛膜促性腺激素 β 亚基 23.08IU/L，孕酮 0.566nmol/L。3 月 30 日复查人绒毛膜促性腺激素 β 亚基 5.23IU/L，孕酮 17.73nmol/L。无阴道流血，无腹痛，未诉明显不适，纳眠可，二便调。舌淡红，苔白，脉沉细。

西医诊断：生化妊娠。

中医诊断：堕胎。

辨证：肾虚血瘀。

治法：补肾活血。

处方：熟地黄 15g，当归 10g，赤芍 15g，川芎 10g，桃仁 10g，炒枳壳 10g，丹参 15g，盐牛膝 15g，鸡血藤 30g，郁金 15g，香附 10g，炙甘草 6g。14 剂，水煎服，每日 1 剂。

中成药：定坤丹，每次 1 丸，每日 2 次。

膏方：滋阴养血膏方。

五诊（2017 年 4 月 19 日）：体外授精—胚胎移植 2 次，1 次未着床，1 次生化妊娠。末次月经 2017 年 4 月 2 日，6 天净，量偏多，色暗红，偶有血块、痛经、乳胀；上上次月经 2 月 26 日。易上火，易咽痛，无口干口苦，纳可，多梦，小便调，大便不成形。舌淡红，苔白，脉细弦。4 月 5 日月经第 4 天时查性激素示促卵泡生成素 11.36IU/L，促黄体生成素 1.62IU/L，雌二醇 138.38pmol/L，泌乳素 246.87mIU/L，孕酮 1.06nmol/L，抗缪勒管激素 0.56ng/mL。4 月 14 日查 B 超示子宫内膜厚 7mm，子宫后位，双附件正常。

辨证：肝肾阴虚。

治法：滋补肝肾。

处方：菟丝子 20g，桑寄生 20g，续断 15g，枸杞子 15g，白芍 15g，女贞子 15g，干石斛 10g，地骨皮 10g，山药 15g，酒黄精 15g，覆盆子 15g，制远志 10g。20 剂，水煎服，每日 1 剂。

中成药：坤泰胶囊，每次 4 粒，每日 3 次。

六诊（2017 年 12 月 29 日）：体外授精—胚胎移植 4 次，3 次未着床，1 次生化妊娠，2017 年 11 月 24 日移植 1 囊胚未着床，现仍余囊胚 1 枚，拟 2018 年 3 月再次移植，诉服上次膏方后腹泻明显，大便不成形，2 次/日，纳可，眠可，多梦，晚睡，小便可，末次月经 2017 年 12 月 6 日，5 天干净，量偏少，有血块，色偏暗。上上次月经 2017 年 11 月 5 日，5 天，量中偏少。舌淡红，苔白，脉细。

辨证：脾肾两虚。

治法：补肾健脾。

处方：桑寄生 20g，菟丝子 20g，续断 15g，覆盆子 15g，党参 15g，山药 15g，黄芪 15g，白术 15g，大腹皮 10g，陈皮 5g，芡实 15g，甘草 6g。20 剂，水煎服，每日 1 剂。

中成药：助孕丸，每次 6g，每日 3 次。

七诊（2018 年 3 月 20 日）：末次月经 2018 年 2 月 27 日，5 天干净，量中，色红，上上次月经 2018 年 1 月 31 日，5 天，量中，经行头痛，舌暗红，苔黄腻，脉细。偶头痛，易上火，咽痛，纳可，眠可多梦，晚睡，二便可。

辅助检查：2018 年 3 月 8 日查抗心磷脂抗体、β_2-糖蛋白 1、凝血五项、血分析、红细胞沉降率、乙肝五项、丙肝抗体、甲状腺功能、生化、衣原体未见明显异常，抗缪勒管激素 0.47ug/mL，狼疮抗凝物质 38.43，解脲支原体（＋）。查 B 超示子宫内膜息肉，子宫平滑肌瘤。

辨证：湿热瘀滞。

治法：清热祛湿，活血消癥。

处方：橘核 15g，荔枝核 15g，三七 10g，莪术 10g，三棱 10g，牡蛎 30g（先煎），丹参 15g，赤芍 15g，香附 10g，鳖甲 20g（先煎），蒲公英 15g，败酱草 15g。14 剂，水煎服，每日 1 剂。

中成药：盆炎康合剂，每次 15mL，每日 3 次，口服。建议宫腔镜检查及治疗。

八诊至十五诊（2018 年 5 月 15 日至 2019 年 2 月 19 日）：2018 年 4 月 22 日取卵 1 枚 4C，放弃。5 月 8 日取卵 3 枚，配 2 个冻胚 8B、4B，拟于 6 月促排卵。咽痛，纳可，眠可多梦，晚睡，二便可，偶尿频、乳胀。末次月经 2018 年 4 月 18 日，5 天净，量中，色红。上上次月经 2018 年 3 月 25 日，5 天净，量中。舌淡红，苔白，脉细。2018 年 4 月 3 日宫腔镜检查示正常宫腔形态，子宫内膜炎？液基薄层细胞检测示轻度炎症。治疗以寿胎丸为主补益肾气，偏肝肾阴虚，加枸杞子 15g，女贞子 15g，白芍 15g，石斛 10g，地骨皮 10g，配合滋阴养血膏方；兼脾虚，大便稀溏，合四君子汤，加苍术 15g，山药 15g，芡实 15g，白扁豆 15g，布渣叶 15g；肝气郁结明显，配合解郁养血膏方。2018 年 5 月 8 日促排卵，取卵 3 枚，配成 2 枚，予冻存。10 月 10 日促排卵，10 月 22 日取卵 8 枚，配成 3 枚，予冻存。12 月 17 日取卵 3 枚，配成 1 个胚胎，共余 2 个养囊胚。2018 年 10 月 10 日查促卵泡生成素 18IU/L，抗缪勒管激素 0.16μg/mL。11 月 30 日查促卵泡生成素 21.6IU/L，促黄体生成素 6.8IU/L。12 月 5 日查促卵泡生成素 6.1IU/L，促黄体生成素 6.6IU/L。

十六诊（2019 年 4 月 3 日）：体外授精—胚胎移植术后 21 天，孕 38 天。末次月经：2019 年 2 月 24 日。2019 年 3 月 13 日移植 1 个囊胚，现无阴道流血，宫颈口有拉伸感，无腹痛、坠胀等不适，有腰酸，纳可，偶有胃酸多，眠可，二便调，口服地屈孕酮、黄体酮等。舌淡红，苔白，脉细。3月22日查免疫功能 TH1/TH2 12.3，3月28日查人绒毛膜促性腺激素 β 亚基 3404IU/L，孕酮 10.04ng/mL，雌二醇 1074pg/mL。4月3日查人绒毛膜促性腺激素 β 亚基 26393IU/L，孕酮 4.0nmol/L。

西医诊断：早期妊娠先兆流产？异位妊娠？

中医诊断：胎动不安？异位妊娠？

辨证：脾肾亏虚。

治法：补肾健脾。

处方：菟丝子 20g，桑寄生 20g，续断 15g，覆盆子 15g，山萸肉 15g，白芍 15g，枸杞子 15g，女贞子 15g，墨旱莲 15g，山药 15g，陈皮 5g，甘草 6g。7剂，水煎服，每日1剂。

中成药：助孕丸，每次 6g，每日3次，口服。

膏方：安胎养血膏方1剂。

西药：黄体酮注射液 40mg，肌内注射，每日1次，共6次。

十七诊（2019年4月15日）：2019年4月8日至14日阴道有少量褐色分泌物，偶有腰酸，无下腹痛，纳眠可，恶心无呕吐，大便干，色黑，下腹胀，易上火，口咸。舌淡红，苔白，脉沉细。外院予孕酮片、他克莫司治疗。4月8日查人绒毛膜促性腺激素 β 亚基 73238IU/L，孕酮 38.04nmol/L。4月11日查人绒毛膜促性腺激素 β 亚基 100633IU/L，孕酮 70.23nmol/L。4月15日查人绒毛膜促性腺激素 β 亚基 126949IU/L，孕酮 54.22nmol/L。4月15日 B超提示宫内妊娠7周，见胎心搏动。

西医诊断：早期妊娠，先兆流产。

中医诊断：胎动不安。

辨证：脾肾亏虚。

治法：补肾健脾。

处方：熟党参 15g，桑寄生 20g，续断 15g，山药 15g，覆盆子 15g，菟丝子 20g，黄芪 15g，白术 15g，酒萸肉 15g，芡实 15g，女贞子 15g，陈皮 5g。

7剂，水煎服，每日1剂。

十八诊（2019年4月22日）：孕8周，患者诉治疗后阴道出血停止，无腹痛，偶有尾骶部酸胀感，易疲倦，恶心欲吐，纳一般，多梦，小便可，大便不成形。舌淡红，苔白，脉细滑。4月22日查人绒毛膜促性腺激素β亚基173277IU/L，孕酮101.5nmol/L。

中成药：滋肾育胎丸，每次5g，每日3次，口服。

西药：黄体酮注射液改为每日1次，每次20mg，肌内注射，共4次。

按语

患者37岁，因"继发不孕9年"就诊，右输卵管未见显影，左输卵管通而不畅，子宫内膜异位症，卵泡未破裂黄素化综合征，卵巢储备功能低下，抗缪勒管激素：0.28ng/mL，促卵泡生成素：12.43IU/L，子宫小肌瘤，男方精液正常，拟行体外授精—胚胎移植。

患者月经量中，色时暗红，乳胀，易上火，怕冷，大便时稀，舌淡红，苔白，脉细。四诊合参，辨证为脾肾两虚兼肝郁血瘀。治疗采用补肾健脾，疏肝活血，配合IVF—ET的方案，针对患者受精卵着床困难、取卵少及妊娠后容易流产这三大关键问题，在不同阶段进行针对性治疗及突破。治疗过程中历经艰辛，体外授精—胚胎移植后生化妊娠1次，反复体外授精—胚胎移植，5次不着床，卵巢功能持续下降，先后取卵4次，其中1次未能配成胚胎。前后间断服用中药治疗2年，终获妊娠，实属不易。

针对受精卵着床困难，卵巢功能欠佳，取卵少的情况，罗颂平教授根据患者的证型，采用菟丝子、续断、桑寄生、覆盆子等补肾固肾；熟党参、黄芪、山药、白术、陈皮等健脾益气；枸杞子、白芍、山萸肉等滋阴养血；素馨花、合欢花等疏肝解郁；丹参活血化瘀。大便稀溏配伍苍术、芡实、白扁豆；血热配伍二至丸、地骨皮、石斛，睡眠欠佳、多梦加制远志、坤泰胶囊养阴安神，交通心肾。配合中成药定坤丹补肾活血，助孕丸补肾健脾，膏方滋阴养血。治疗过程中B超发现子宫内膜息肉、子宫平滑肌瘤，宫腔镜检查示正常宫腔形态、子宫内膜炎。中药阶段性采用活血消癥、清热祛湿的治法，选用橘核、荔枝核、香附、三七、莪术、三棱、丹参、赤芍活血行气散结，牡蛎、鳖甲软坚散结，蒲公英、败酱草清热祛湿。

针对患者妊娠后容易流产的情况，体外授精—胚胎移植后行补肾健脾，预防性安胎治疗，以寿胎丸合四君子汤加减，其中以菟丝子、续断、桑寄生、覆盆子等补肾固冲，山萸肉、枸杞子、白芍、女贞子、墨旱莲等滋养肝肾，陈皮、山药、甘草健脾益气，配合助孕丸、滋肾育胎丸补肾健脾安胎。

综上，中药配合辅助生育技术，有助于改善卵巢功能，提高妊娠成功率。

（刘昱磊　整理）

7. 阴挺

何某，女，34 岁。2019 年 11 月 20 日初诊。

主诉：剖宫产后 8 个多月，发现"子宫脱垂"6 个月。

现病史：末次月经 2019 年 10 月 31 日，量一般，色红，无痛经，无腰酸。上次月经 2019 年 9 月 22 日，量多，产后第 1 次来潮。孕 2 产 2。现自觉咽干痛，纳可，眠差，大便每天 2～3 次，时干时溏。舌淡红，苔白，脉细。

辅助检查：2019 年 6 月 10 日阴道彩超示子宫内膜厚 4mm，子宫前壁下段异常回声，考虑剖宫产后改变，双附件正常，膀胱颈活动度明显增加，膀胱后壁中度膨出，子宫脱垂，后盆腔肛提肌间隙未见明显异常。

西医诊断：子宫脱垂Ⅰ度，阴道前壁脱垂Ⅰ度。

中医诊断：阴挺。

辨证：脾肾不足。

治法：补益脾肾，升阳举陷。

处方：菟丝子 20g，桑寄生 20g，续断 15g，山药 15g，覆盆子 15g，黄芪 15g，党参 15g，炒白术 15g，苍术 15g，陈皮 5g，甘草 6g。7 剂，水煎服，每日 1 剂。

中成药：补中益气颗粒，每次 1 袋，每日 3 次。

中药足浴：桂枝 45g，花椒 10g。7 剂。

二诊（2019 年 12 月 16 日）：末次月经 2019 年 11 月 23 日，7 天净，量中，色红，无血块，有痛经。现口苦，偶有头晕，纳可，眠难入睡，大便2 天一行，质软易解，小便正常。舌淡红，苔白，脉细。2019 年 12 月 6 日超声示内膜厚 10mm，子宫及双附件区未见异常。膀胱颈活动度明显增加，膀胱后壁轻度膨出，中盆腔、后盆腔、肛提肌间隙正常。

处方：山药 15g，覆盆子 15g，菟丝子 20g，黄芪 15g，千斤拔 30g，炒白术 15g，苍术 15g，陈皮 5g，甘草 6g。20 剂，水煎服，每日 1 剂。

中成药：补中益气颗粒，每次 1 袋，每日 3 次。

中药足浴：桂枝 45g，红花 10g，艾叶 10g。7 剂。

按语

妇人阴中突出如菌如芝，或挺出数寸，谓之阴挺。或因伤及胞络，或因气虚下脱，或因产后过劳。《景岳全书》指出："此证当以升补元气，固涩真阴为主。"本例患者剖宫产后 8 个月，手术导致胞络伤损，加之分娩过劳耗气伤血。证属产后脾肾不足，气血亏虚，冲任失养，元气不足，使经脉弛缓不收，故脏器下垂；脾虚运化失常，故大便溏结不调，治当补益脾肾，健固冲任，升阳举陷。患者自觉咽干痛，考虑为素体脾胃虚弱，加之产时失血耗气，气血亏虚，不能上润咽喉。治以寿胎丸合四君子汤加减，寿胎丸出自《医学衷中参西录》，原方由菟丝子四两，续断、桑寄生、阿胶各二两组成，为治疗滑胎之要方。罗颂平教授用其治疗子宫下垂，意在用其补元固经，佐以健脾理气，则收效颇著。寿胎丸固涩真阴，四君子汤升补元气，其中菟丝子补肾养精，益阴而固阳，桑寄生、续断固肾强腰系胎，覆盆子益肾固精，黄芪、党参、白术健脾益气固脱，患者大便溏结不调，予炒白术健脾益气，利湿和胃，苍术燥湿健脾，陈皮理气和中，甘草调和诸药。辅以补中益气颗粒益气扶正，升阳举陷。配合中药足浴，药用桂枝、花椒，重用桂枝 45g，因桂枝辛、甘，温，归心、肺、膀胱经，具有发汗解肌、温通经脉、助阳化气之功，花椒辛、温，归脾、胃、肾经，既能温胃散寒以止痛，又能温脾燥湿以止泻。

两药合用温通血脉，助阳升提，改善阴挺。二诊时患者阴道前壁膨出症状较前有所缓解，故拟前方加千斤拔调理善后。千斤拔始载于《植物名实图考》，为岭南地区常用药，具有补脾胃、益肝肾、强腰膝、舒筋络的功效，能治疗产后气血两虚之下肢痿软无力，二诊时重用千斤拔，意在肝、脾、肾三脏并补，强筋壮骨，增强固脱之功，故取得了较好的疗效。

（阮丽君　整理）

附：罗颂平代表性论文

1. 罗颂平，张玉珍，梁国珍，等．自然流产的免疫性因素与中医药治疗 ［J］．中国医药学报，1996 （4）：27—30，64.

2. 罗颂平，梁国珍，张玉珍，等．助孕Ⅰ号、Ⅱ号丸治疗血清抗精子抗体阳性患者的临床研究 ［J］．新中医，1996 （8）：46—48.

3. 罗颂平，张玉珍，梁国珍，等．免疫性自然流产与免疫性不孕的临床与实验研究 ［J］．中医杂志，1997 （6）：351—354，324.

4. 罗颂平，张玉珍．罗元恺治疗盆腔炎和前列腺炎的经验 ［J］．中医杂志，1998 （9）：523—524.

5. 罗颂平，张玉珍，梁国珍，等．免疫性自然流产与免疫性不孕的中医治疗 ［J］．医学研究通讯，1999 （4）：10—11.

6. 罗颂平．免疫性不孕的中西医结合诊疗 ［J］．中国中西医结合杂志，2000 （7）：488—489.

7. 罗颂平，许丽绵，欧阳惠卿．中医妇科学重点学科建设的实践 ［J］．中国中医药信息杂志，2004 （4）：373—374.

8. 罗颂平．张介宾的学术思想及其妇科专著《妇人规》 ［J］．广州中医药大学学报，2005 （4）：307—310.

9. 罗颂平．多囊卵巢综合征患者妊娠后的中医药安胎治疗 ［J］．江苏中医药，2006 （3）：14—15.

10. 罗颂平．封藏之本，静以制动——论罗元恺教授安胎的思路与方法 ［J］．广州中医药大学学报，2006 （5）：363—365.

11. 罗颂平．中医妇科学研究现状与展望 ［J］．环球中医药，2010，3 （5）：321—324.

12. 罗颂平．以学术研究引领学科与专科建设——中医妇科学学科与专科建设的思路与历程 ［J］．广州中医药大学学报，2010，27 （5）：552—554.

13. 罗颂平．岭南医学之妇科学术与临证特色［J］．中华中医药杂志，2012，27（3）：519－521.

14. 罗颂平．岭南文化与岭南医学特色［J］．中医药临床杂志，2012，24（9）：818－820.

15. 罗颂平．罗元恺教授临证望诊之经验述要［J］．环球中医药，2015，8（7）：772－773.

16. 罗颂平．从阴阳论女性生殖调节［J］．中医杂志，2018，59（23）：2013－2016.

17. 罗颂平．学科文化视角下的岭南妇科学科与流派团队建设［J］．中医杂志，2019，60（19）：1708－1710.